LES

SELS DE STRONTIUM

(ÉTUDE PHYSIOLOGIQUE ET THÉRAPEUTIQUE)

PAR

Le Docteur Armand MALBEC

PRÉPARATEUR DES TRAVAUX PRATIQUES DE PHYSIOLOGIE
A LA FACULTÉ DE MÉDECINE DE PARIS
ANCIEN INTERNE PROVISOIRE DES HOPITAUX
MÉDAILLE DE BRONZE DE L'ASSISTANCE PUBLIQUE

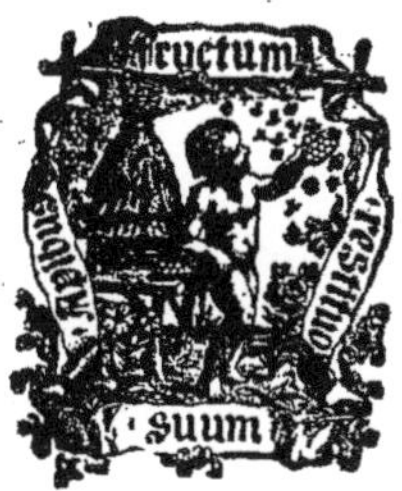

PARIS

SOCIÉTÉ D'ÉDITIONS SCIENTIFIQUES

PLACE DE L'ÉCOLE-DE-MÉDECINE

4, RUE ANTOINE-DUBOIS, 4

—

1892

LES

SELS DE STRONTIUM

(ÉTUDE PHYSIOLOGIQUE ET THÉRAPEUTIQUE)

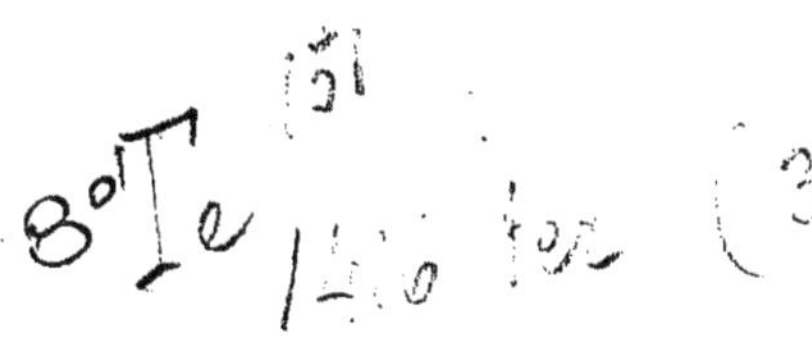

LES

SELS DE STRONTIUM

(ÉTUDE PHYSIOLOGIQUE ET THÉRAPEUTIQUE)

PAR

Le Docteur Armand MALBEC

PRÉPARATEUR DES TRAVAUX PRATIQUES DE PHYSIOLOGIE
A LA FACULTÉ DE MÉDECINE DE PARIS
ANCIEN INTERNE PROVISOIRE DES HOPITAUX
MÉDAILLE DE BRONZE DE L'ASSISTANCE PUBLIQUE

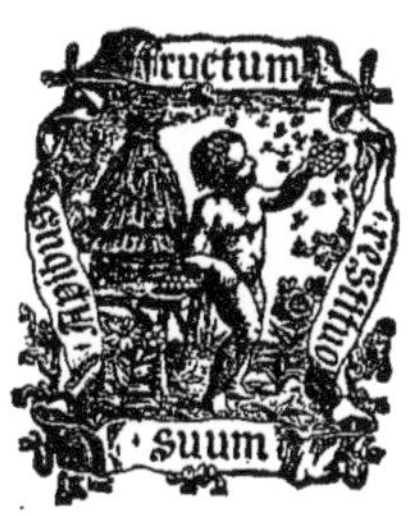

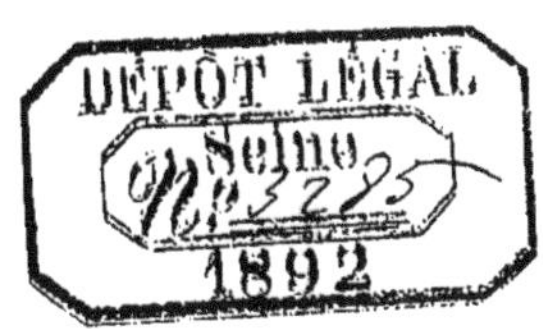

PARIS
SOCIÉTÉ D'ÉDITIONS SCIENTIFIQUES
PLACE DE L'ÉCOLE-DE-MÉDECINE
4, RUE ANTOINE-DUBOIS, 4

—

1892

LES

SELS DE STRONTIUM

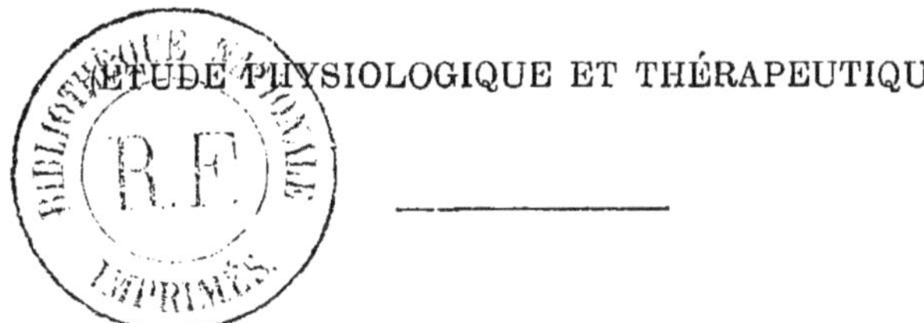

(ÉTUDE PHYSIOLOGIQUE ET THÉRAPEUTIQUE)

——————

INTRODUCTION
ET COUP D'ŒIL HISTORIQUE.

Les *Sels de Strontium* n'étaient guère connus jusqu'à ces temps derniers que des chimistes, et si la pyrotechnie avait su utiliser l'un de ces sels pour la coloration des flammes, la thérapeutique, pas plus que l'industrie, n'avait songé à tirer parti de leur emploi. Cet abandon s'explique d'ailleurs d'autant plus facilement, que l'action physiologique du strontium et de ses composés était assez mal établie : tandis que pour certains auteurs le strontium était absolument inoffensif, pour d'autres, au contraire, ce corps, que sa constitution chimique place à côté du baryum, présenterait la même toxicité que ce dernier, il y aurait entre les composés du strontium et du baryum non seulement analogie chimique, mais aussi identité d'action physiologique et toxique.

Et cependant c'est la différence de toxicité de ces

1

deux corps qui fut le point de départ de la découverte du strontium.

Depuis fort longtemps on se servait, en Angleterre, pour se débarrasser des rats, d'un minéral commun dans ce pays, la *whitérite*, qui n'est autre que du carbonate naturel de baryte, composé éminemment toxique. Mais, à une certaine époque, on vendit, comme *mort aux rats*, un minéral extrait de la mine de Strontian, en Écosse, présentant avec la whitérite la plus grande ressemblance extérieure, mais qui était sans effet aucun sur les animaux qu'on voulait détruire. On soupçonna dès lors que ces deux produits différaient entre eux, et, en 1787, Ash, en examinant le minerai provenant de la mine de Strontian, constata qu'il colorait la flamme en rouge, tandis que la whitérite la colorait en jaune verdâtre.

Un peu plus tard, en 1790, Crawford ayant remarqué quelques différences entre la dissolution de ce corps et celle du carbonate de baryte dans l'acide chlorhydrique, soupçonna une terre nouvelle; mais c'est Hope qui, en 1792, affirme l'existence d'un corps nouveau qu'il nomme *Strontite*; Klaproth (1) confirme cette découverte et étudie les procédés chimiques de ce minéral; en France, Pelletier (2), Fourcroy et Vauquelin portent encore plus loin l'examen de plusieurs des propriétés de cette terre qu'ils appellent *Strontiane*, du lieu où elle avait été rencontrée tout d'abord, et montrent expérimentalement qu'elle peut être prise à

(1) *Annales de Crell* (1793). Vol. I, p. 99. Vol. II, p. 189.
(2) *Annales de Chimie*, an V, p. 113.

l'intérieur sans déterminer aucun phénomène morbide. Enfin, Davy, en 1808, retire de cette base un corps simple, le strontium, que sa constitution chimique place à côté du calcium, du magnésium et du baryum, parmi les métaux alcalino-terreux.

Aussi, les chimistes du commencement de ce siècle affirment-ils à peu près tous l'innocuité relative des sels de strontium, en regard de la toxicité des sels de baryum ; tels sont Fourcroy(1), Thomson (2), Cadet (3), Gay-Lussac (4), Laugier(5), Brande (6), Ure Andrew(7), etc. D'ailleurs Blumenbach, puis Gmelin (8) en 1824, étudiaient expérimentalement l'action générale des sels de strontium sur l'organisme, et établissaient manifestement l'innocuité du strontium et de ses composés solubles, à des doses relativement élevées. Orfila (9) reproduisait les conclusions du travail de Gmelin ; enfin, plus près de nous, Rabuteau (10), en 1873, reprenait l'étude expérimentale des sels de strontium et s'il n'innocentait pas complètement le strontium, il montrait cependant que ce corps était beaucoup

(1) Fourcroy. — *Système des connaissances humaines*, Paris, an X, p. 230.

(2) Thomson. — *Système de chimie*, trad. Riffault, 1818, p. 392.

(3) Cadet. — *Dict. de chimie*, Paris, an XI, t. IV, p. 142.

(4) Gay-Lussac. — *Cours de chimie*, 1823, t. I.

(5) Laugier. — *Cours de chimie générale*, Paris 1829.

(6) Brande, Th. — *Manuel de chimie*, trad. franç. Paris 1820, t. I.

(7) Ure Andrew. — *Dict. de chimie*, trad. franç., 1822-1824.

(8) Gmelin. — *Recherches sur l'action de la baryte, de la strontiane, etc., sur l'organisme animal*. Tubingen, 1824.

(9) Orfila. — *Traité de toxicologie*, 5e édit. Paris, 1852, p. 325.

(10) Rabuteau. — Comptes-rendus de la Société de biologie, 1873. — *Eléments de toxicologie*, 2e édition, p. 571.

moins toxique que le baryum, et que les doses capables de tuer un animal étaient considérables ; cet auteur rangeait cependant le strontium parmi les poisons musculaires. (Nous verrons bientôt ce qu'il faut penser de cette opinion.)

Malgré de pareils témoignages, la plupart des chimistes modernes, se basant sur la parenté chimique du strontium et du baryum, n'hésitent pas à accorder au premier la même toxicité qu'au second, et si quelques-uns comme Wurtz, Dragendorff, Nothnagel et Rosbach affirment encore sa non-toxicité, beaucoup ne se prononcent pas sur cette question, se contentant d'identifier les propriétés chimiques des sels de strontium et des sels de baryum ; signalons parmi ceux-ci, pour ne citer que les classiques, Soubeyran, Pelouse et Frémy, Cahours, Dumas, Schutzenberger, Debray, Arm. Gautier, Grimaux, Wilm-Henriot, etc. Cet oubli pouvait à la rigueur s'expliquer par le peu d'importance que l'on attribuait aux sels de strontium ; mais l'industrie s'étant tout récemment servie de ces sels pour le déplâtrage des vins, les hygiénistes se sont émus d'une pareille pratique, et ont eu à se prononcer sur la toxicité du nouveau produit employé ; il convient de dire que les sels de strontium ont été condamnés, sans grand procès, par des notabilités scientifiques : M. Berthelot, M. Jacquemin, directeur de l'École de pharmacie de Nancy, M. le docteur Richard, rapporteur au Conseil d'hygiène ; tous ont proclamé la toxicité des sels de strontium, qu'ils placent, sous ce rapport, à côté du baryum et du plomb.

En présence de pareilles contradictions, et en raison même des nouvelles applications des composés du strontium, il était utile de connaître exactement l'action physiologique de ces sels. Poursuivant ses recherches expérimentales sur les composés de même famille, avec l'idée déjà démontrée que la parenté chimique n'entraîne pas nécessairement l'identité d'action physiologique et thérapeutique, M. le Dr LABORDE entreprit, il y a deux ans, l'étude des composés du strontium, et il voulut bien nous associer à ses recherches. Nous avons donc pu suivre au laboratoire des travaux pratiques de la Faculté de Médecine les expériences de notre maître, et enregistrer les résultats obtenus. Nous avons pu, d'autre part, transporter sur le terrain clinique les sels de strontium que les premières études physiologiques indiquaient comme pouvant être utilisés en thérapeutique, et il nous a été ainsi permis de constater sur les malades du service de M. le Dr Constantin Paul, dont nous étions l'interne, les effets de ces substances dans divers états morbides. Bien que les recherches expérimentales de M. Laborde (1) sur les sels de strontium et les études thérapeutiques de M. C. Paul (2) soient déjà connues, nous avons cru que nous pouvions d'autant plus utilement rassembler tous les matériaux épars sur l'étude des sels de strontium, pour en faire le sujet de notre thèse inaugurale, que les premières études étaient nécessairement incomplètes, et que, d'au-

(1) Laborde. — Comptes-rendus de la Société de Biologie, 1890 et 1891. — Bulletin de l'Académie de médecine, 21 juillet 1891.
(2) C. Paul. — Bulletin de la Société de thérapeutique, 1891.

tre part, les applications cliniques faites par MM G. Sée, Dujardin-Beaumetz et Féré, à la suite des indications expérimentales, semblent faire entrer définitivement les sels de strontium dans le domaine de la thérapeutique.

Dans ce travail nous étudierons donc les sels de strontium au double point de vue physiologique et thérapeutique, c'est-à-dire que nous examinerons tout d'abord l'action générale de ces sels sur l'organisme, cherchant nettement à déterminer, par l'expérimentation sur les animaux, l'action physiologique de ces composés et leur action propre sur chacune des grandes fonctions de l'être vivant.

Nous verrons ensuite quelles déductions l'on peut tirer de cette étude physiologique, et les avantages que la thérapeutique peut retirer de l'emploi de quelques-uns de ces sels.

Cependant dans une *première partie* nous avons cru devoir consigner quelques renseignements chimiques sur les composés que nous devons étudier ; en même temps que l'on trouvera dans cette partie les notions qu'il importe de connaitre sur les sels de strontium, on y trouvera également les moyens de s'assurer de la pureté des produits que l'on veut employer ; ce qui est, en ce cas, ainsi que nous le verrons, d'une importance capitale.

Enfin, nous terminons notre travail par un rapide exposé des divers usages que fait l'industrie des composés de strontium.

Mais avant d'aborder notre sujet, qu'il nous soit permis, selon l'usage traditionnel, d'acquitter une dette de reconnaissance et de rendre un hommage public aux maîtres qui nous ont conduit jusqu'au terme de nos études.

M. le Dr Laborde nous a accueilli auprès de lui dès le début de notre carrière; c'est lui qui nous a guidé dans nos études, et nous a initié aux recherches physiologiques; depuis il n'a cessé de nous donner les marques du plus bienveillant intérêt; il a toujours été pour nous plus qu'un maitre, et nous tenons à le remercier de tout ce qu'il a fait pour nous. C'est dans son laboratoire de l'École pratique que nous avons recueilli les éléments de notre thèse, et c'est sous sa direction que nous avons entrepris et poursuivi ce travail.

M. le Dr Constantin Paul a droit également à toute notre reconnaissance, et nous n'oublierons jamais l'année que nous avons passée auprès de lui, comme interne provisoire, dans son service de l'hôpital de la Charité.

Nous tenons aussi à remercier nos maitres dans les hôpitaux : MM. les Professeurs Duplay, Le Dentu, MM. Lancereaux, Jules Simon, Reynier, Campenon, Walther, Delpeuch et André Petit; ils nous ont toujours témoigné le plus bienveillant intérêt, et nous ont fait profiter largement de leur enseignement.

Que M. le Professeur agrégé Gley et M. le Dr Rondeau, chef-adjoint des travaux physiologiques, qui nous ont initié à la technique expérimentale et qui depuis longtemps nous honorent de leur amitié, veuillent bien accepter encore nos remerciements pour le bienveillant concours qu'ils nous ont prêté dans l'exécution de ce travail.

Nos amis et collègues, M. le Dr Cathelineau et M. La-picque, nous ont également aidé dans notre travail, nous leur adressons ici tous nos remerciements.

Enfin, que M. le Professeur Mathias Duval, qui a bien voulu nous faire l'honneur de présider notre thèse veuille bien agréer l'assurance de notre profonde gra-titude.

PREMIÈRE PARTIE

Chimie et Pharmacologie.

CHAPITRE PREMIER

CHIMIE.

En raison de l'importance et de la nécessité de la pureté chimique des sels de strontium destinés à l'usage thérapeutique, nous avons cru devoir entrer dans des détails qui peuvent paraître donner à la partie chimique plus d'extension que n'en comporte habituellement un travail de la nature de celui-ci, mais cette extension sera facilement justifiée par les déductions pratiques et d'application.

§ 1. *Strontium* (Sr) $\begin{smallmatrix} \text{équivalent.} . . = 43{,}75 \\ \text{poids atomique} = 87{,}5 \end{smallmatrix}$. — Isolé par Davy en 1808 de l'hydrate de strontium au moyen de l'électrolyse, ce corps simple peut encore être retiré par le même procédé du chlorure de strontium (Mathies-

sen). On l'obtient également, soit en réduisant la strontiane à une température élevée, en présence du gaz
détonant, composé de 3 volumes d'hydrogène et de 1 volume d'oxygène (Clarke), soit en réduisant par l'amalgame de sodium une solution concentrée de chlorure
de strontium et chauffant ensuite au rouge dans un
courant d'hydrogène l'amalgame de strontium qui
s'était formé (Benno Franz).

Le strontium a une densité de 2,54, il présente une
couleur jaune laiton, fond au rouge naissant et s'oxyde
à froid dans l'eau. Ce corps qui est sans emploi a été
rangé parmi les métaux alcalino-terreux à côté du
baryum, du calcium et du magnésium.

§ 2. *Protoxyde de strontium* ou *strontiane* (SrO)
équivalent . . . $= 51,75$
poids atomique $= 103,5$ · — S'obtient en calcinant l'azotate de strontiane ou en chauffant fortement un mélange
de carbonate de strontium et de charbon.

Il présente l'aspect d'une masse poreuse, grise, fixe,
infusible, s'hydratant en présence de l'humidité de
l'air et se dissolvant dans l'eau avec une forte élévation
de température ; il dégage encore plus de chaleur dans
l'acide sulfurique concentré, mais sans devenir lumi-
neux, ce qui le distingue de la baryte. Chauffé au rouge
dans un courant de chlore ou de brome, il se convertit
en chlorure ou en bromure.

§ 3. *Hydrates.* — La strontiane forme avec l'eau deux
hydrates (SrO, H^2O et $SrO, 10 H^2O$). Le premier s'obtient par déshydratation du second, et celui-ci se pré-

pare en dissolvant la strontiane dans l'eau bouillante
et laissant cristalliser ; ou bien en précipitant par la
baryte, la soude ou la potasse les solutions saturées
d'un sel de strontium (chlorure, azotate, sulfure). Dans
ces cas, l'hydrate cristallisé par refroidissement devra
être pressé, lavé à l'eau froide et recristallisé pour bien
séparer le chlorure, azotate ou sulfure de baryum, sodium ou potassium que la réaction a produit.

On peut encore l'obtenir en faisant dissoudre le sulfure de strontium dans l'eau bouillante et laissant re-
froidir à l'abri de l'air. La moitié du strontium cristallise sous forme de l'hydrate à 10 aq et l'autre moitié
reste dans les eaux-mères sous forme de sulfhydrate
de sulfure de strontium qui peut à son tour, sous
l'action d'une ébullition prolongée, perdre une grande
partie de son acide sulfhydrique et abandonner par refroidissement une nouvelle quantité d'hydrate de
strontiane.

Enfin un dernier mode de préparation de l'hydrate
de strontium consiste à chauffer une solution de sulfure
de strontium avec de l'oxyde de cuivre et de zinc : il se
forme ainsi des sulfures insolubles de cuivre et de zinc
qu'on sépare en filtrant la liqueur bouillante. L'hydrate
de strontiane cristallise par refroidissement.

L'hydrate de strontiane cristallise en longues aiguilles ;
il n'est pas déliquescent, mais s'effleurit à l'air dont il
prend peu à peu l'acide carbonique ; il se dissout dans
52 parties d'eau froide et 2,4 d'eau bouillante. Son application industrielle (extraction du sucre des mélasses)

est assez importante pour que nous ayons cru devoir nous arrêter quelques instants sur sa préparation.

§ 4. *Bioxyde de strontium* (SrO^2). — S'obtient par action directe de l'oxygène sur la strontiane anhydre; ce sel aujourd'hui sans emploi pourrait, cependant, servir à la préparation de l'eau oxygénée employée en thérapeutique, et mettrait ainsi à l'abri de la présence de la baryte dans cette eau.

§ 5. Bromure de strontium ($Br^2 Sr$) équivalent $= 123,75$ poids atom. $= 247,5$ — Ce composé s'obtient soit en neutralisant de l'acide bromhydrique avec du carbonate de strontiane, soit en ajoutant du brome à une solution de sulfure de strontium, soit encore en ajoutant à de l'hydrate de strontiane délayé dans l'eau la quantité de brome correspondante, formant ainsi de l'hypobromite de strontiane dont on chasse l'oxygène par calcination, après évaporation à sec. Ce dernier moyen est le plus simple, mais une partie du bromure du strontium (1/2 à 5 0/0) est convertie en oxyde de strontium et occasionne une perte correspondante de brome. En outre, avant de faire cristalliser la solution de bromure, on doit enlever la strontiane libre en faisant passer un courant d'acide carbonique; la pureté absolue du sel s'obtiendra par plusieurs cristallisations successives.

Le bromure de strontium cristallise en aiguilles renfermant six molécules d'eau, mais il ne s'effleurit pas au contact de l'air. Quand on le chauffe, il fond dans son eau de cristallisation, puis il se déshydrate et subit, au rouge, la fusion ignée sans se décomposer. Il est très soluble dans l'eau, et 100 parties d'eau dissolvent 177,2 parties de bromure cristallisé à 0° et 250,4 à 20°. Il se dissout également dans l'alcool. Son odeur est nulle, sa saveur est salée et peu agréable.

Le bromure de strontium que l'on veut employer en thérapeutique doit être non seulement débarrassé de toutes les impuretés habituelles de la strontiane, mais encore, de même que le bromure de potassium, il doit être exempt de bromate, car ces sels sont vénéneux.

§ 6. IODURE DE STRONTIUM (Sr I^2) $\begin{matrix} \text{éq.} \\ \text{mol} \end{matrix} : \begin{matrix} = 170,25 \\ = 340,5 \end{matrix}$ — S'obtient soit en faisant réagir l'acide iodhydrique sur la strontiane et filtrant, soit en faisant réagir l'iode sur une solution de sulfure de strontium et agitant continuellement; lorsque tout le soufre s'est précipité, on laisse clarifier à l'abri de l'air, on filtre et on fait cristalliser.

On peut encore préparer l'iodure de strontium en mettant en présence de la limaille de fer en excès, de l'eau et de l'iode; on agite jusqu'à ce que tout l'iode se soit converti en iodure de fer; on décante, et, sans filtrer, on décompose cet iodure par de la strontiane ou du sulfure de strontium. On filtre dans une atmosphère privée d'oxygène, on presse rapidement le dépôt d'hydrate ou de sulfure de fer et on évapore à cristallisation, à l'abri de l'air. Il est prudent de répéter plusieurs fois la cristallisation dans de l'eau privée d'air. L'on peut ainsi obtenir un sel pur, incolore et résistant à l'action de la lumière et de l'air, surtout si les produits qui concourent à sa préparation sont chimiquement purs.

L'iodure de strontium cristallise en tables hexagonales renfermant six molécules d'eau; sa densité est de 4,415; il fond dans son eau de cristallisation; et à l'air libre, lorsqu'il n'est pas absolument pur, il absorbe l'oxygène et se décompose en iode et oxyde de strontium, prenant diverses couleurs qui témoignent de l'impureté des produits employés dans sa préparation. Il est très soluble dans l'eau, 100 parties d'eau dissolvent à 0° 164 parties de sel anhydre et 178,6 à 20°. Pour le déshydrater, on lui fait subir la fusion ignée ; il est bon d'opérer dans un courant rapide d'azote.

On doit s'assurer, avant d'employer l'iodure de stron·tium, que ce sel ne contient pas d'iodate, dont l'action toxique est bien connue.

§7. AZOTATE DE STRONTIUM $(Az^2O^6Sr) \begin{smallmatrix} éq. \\ mol. \end{smallmatrix} \begin{smallmatrix} = 105,75 \\ = 211,5 \end{smallmatrix}$. — Se prépare en dissolvant de l'hydrate, du carbonate ou du sulfure de strontium dans l'acide azotique étendu d'eau. On filtre à chaud et on purifie par plusieurs cristallisations.

Cristallisé à chaud, ce sel est anhydre et forme des octaèdres isomorphes avec l'azotate de baryte. Sa densité est de 2,962. Il est insoluble dans l'alcool absolu selon les uns, et très légèrement soluble selon d'autres. L'azotate anhydre cristallise à froid avec 4 molécules d'eau; ce sel, qui se présente sous forme de cristaux prismatiques, efflorescents, d'une densité de 2,305, est inaltérable à l'air ; sa saveur est fraîche et piquante. Il se dissout dans 5 parties d'eau froide et une demi-partie d'eau bouillante. Quand on le chauffe, il se dissout d'abord dans son eau de cristallisation et se déshydrate au-dessous de 100°.

L'azotate de strontium est employé depuis longtemps en pyrotechnie pour colorer les flammes en rouge.

§ 8. *Chlorure de strontium* (Cl^2Sr) $\begin{array}{l} \text{éq.} = 79{,}25 \\ \text{mol.} = 158{,}5 \end{array}$. — S'obtient par saturation de l'acide chlorhydrique pur à l'aide de la strontiane caustique ou carbonatée. On doit séparer ensuite la silice, l'alumine, le fer, la chaux, etc., en présence desquels on se trouve toujours. On fait cristalliser et on chauffe à 100° pour obtenir un sel anhydre. Il se présente alors sous un aspect porcelainé, fond à 829° et devient alors transparent. Il est très hygroscopique, une molécule absorbe peu à peu, à la température ordinaire et dans un air saturé d'humidité, 55 à 60 molécules d'eau.

De même que le chlorure de calcium anhydre, il se combine à la température ordinaire à 8 molécules d'ammoniaque, ce que ne fait pas le chlorure de baryum.

Soluble dans l'alcool aqueux, ce sel serait insoluble dans l'alcool absolu.

Il forme avec l'eau deux hydrates cristallisés bien définis : l'un $Cl^2Sr, 2H^2O$ qu'on obtient en faisant cristalliser de 60° à 100°, le sel anhydre ; l'autre $Cl^2Sr, 6H^2O$, s'obtient en le faisant cristalliser au-dessous de 60°. C'est ce dernier sel que l'on rencontre dans le commerce. Sa densité est 1.603 ; il est déliquescent a l'air humide, et perd au contraire 4 molécules d'eau dans un air sec. Il est fusible dans son eau de cristallisation, et 100 parties d'eau à 0° dissolvent 101 parties de sel cristallisé et 143 parties à 20°.

L'industrie le prépare économiquement, mais très impur, soit en fondant un mélange intime de 1 molécule de sulfate de strontiane naturel et 1 molécule de chlorure de calcium, soit en calcinant un mélange de sulfate de strontiane naturel, de charbon et de chlorure de manganèse. La purification du chlorure de strontium, obtenu par ces procédés, se fait en ajoutant un petit excès de sulfure de strontium pour sulfurer le fer, le plomb, le cuivre, l'arsenic et le manganèse, qui disparaissent après filtration. On se débarrasse de la baryte par le chromate de potasse ou d'ammoniaque ou par le sulfate de chaux ; toutefois, malgré toutes ces précautions, il reste presque toujours, par ces procédés de purification, quelque peu de baryte dont on ne peut se débarrasser. Il est cependant important d'obtenir le chlorure à l'état de pureté absolue, car il sert à préparer l'hydrate, le carbonate, le phosphate et le sulfate de strontiane purs.

Le chlorure de strontium se rencontre dans la nature, un litre d'eaux-mères de Kreuznach en contient 2 grammes 860 (Théodorshall), et les eaux-mères de Durkheim en contiendraient 3 milligrammes 5, en même temps que 19 milligrammes 5 de carbonate de strontium.

§ 9. *Fluorure de strontium* (Fl²Sr). — S'obtient en neutralisant la strontiane par l'acide fluorhydrique ou en précipitant un fluorure alcalin par un sel de strontiane.

C'est un précipité gélatineux, difficile à laver, et qui devient blanc et impalpable par la dessication.

§ 10. *Sulfure de strontium* (S Sr). — S'obtient soit en saturant, à l'abri de l'air, l'hydrate de strontium délayé dans l'eau par l'acide sulfhydrique chauffé, et cristallisant ensuite dans le vide; soit en chauffant le sulfate de strontiane pur artificiel dans un courant d'hydrogène; soit encore en calcinant un mélange de sulfate de strontiane avec du charbon.

Ce composé est blanc, grenu, friable. Il se dissout dans l'eau froide; l'eau bouillante le décompose en sulfhydrate de strontium et hydrate de strontiane. Il présente la propriété d'émettre dans l'obscurité des lueurs phosphorescentes, quand il a été exposé à la lumière un temps plus ou moins long. Il sert tout particulièrement à la préparation du bromure et de l'iodure de strontium.

§ 11. *Carbonate de strontiane* (CO³Sr). — Se rencontre à l'état naturel et est alors connu sous le nom de *strontianite*; des gisements de ce minerai existent à Strontian, en Angleterre, à Salzbourg et en Westphalie. On le trouve dans un grand nombre d'eaux minérales, les eaux de Vichy en contiendraient de 3 à 5 milligrammes par litre (Bouquet), les eaux de Carlsbad et même les eaux de la mer en contiendraient également (Wurtz).

Le carbonate de strontiane naturel a une réaction faiblement alcaline; sa densité est de 3.60 à 3.71 ; il est isomorphe avec l'aragonite et cristallise sous forme de prismes orthorombiques.

Le carbonate de strontiane pur se prépare soit en précipitant une solution d'azotate de strontiane par un mélange de carbonate d'ammoniaque et d'ammoniaque, soit en faisant passer du gaz carbonique dans une solution d'hydrate de strontiane; soit encore en traitant le sulfate de strontiane par des solutions de carbonates alcalins.

Ce composé se présente sous la forme d'une poudre d'un blanc éclatant, très douce au toucher, à réaction très légèrement alcaline. Sa densité égale 3.55. Il est soluble dans 12,500 parties d'eau froide; il est plus soluble dans l'eau chargée d'acide carbonique. Inaltérable à l'air, il résiste à la chaleur rouge; à une température plus élevée, il fond et perd peu à peu son acide carbonique.

§ 12. *Sulfate de strontiane* (SO^4Sr) $\begin{smallmatrix} \text{éq.} = 91.75 \\ \text{mol.} = 183.5 \end{smallmatrix}$. — Très répandu dans la nature et connu sous le nom de *célestine;* la Sicile possède de grands gisements de ce minerai. Il se trouve souvent mélangé avec le sulfate de baryte naturel et le gypse. On le rencontre dans quelques eaux minérales, à Bourbonne-les-Bains, à Modling (Autriche), dans les eaux-mères de Durkheim.

Le *sulfate de strontiane artificiel* s'obtient en précipitant n'importe quel sel strontique soluble par l'acide sulfurique ou un sulfate soluble.

C'est une poudre blanche, insipide, soluble dans

6,840 parties d'eau froide et 9,615 parties d'eau bouillante ; il est donc, de même que le sulfate de chaux, plus soluble à froid qu'à chaud. Sa solubilité dans l'eau est diminuée par la présence de sulfates alcalins, par un peu d'acide sulfurique libre, par l'alcool faible et même par l'acide acétique faible (?); cette solution serait augmentée par la présence d'acide citrique et d'autres acides organiques.

On a tenté d'utiliser ce sel dans l'industrie et de le substituer au plâtre dans les opérations sur les vins.

§ 13. PHOSPHATE DE STRONTIANE (PO^4HSr, $2H^2O$.) (Orthophosphate bibasique). — S'obtient en précipitant le chlorure ou l'azotate de strontium par le phosphate bisodique, lavant, séchant et broyant.

C'est une poudre blanche, insipide, insoluble dans l'eau, soluble dans les acides et les sels ammoniacaux.

Nous le verrons acquérir une certaine importance par les usages thérapeutiques dont il peut être l'objet.

§ 14. TARTRATE NEUTRE DE STRONTIANE ($C^4H^4O^6Sr$, $3H^2O$). — S'obtient en précipitant une solution de chlorure de Strontium par un tartrate neutre sodique ou potassique ou par le sel de seignette et lavant à froid.

Ce sel est soluble dans 147 parties d'eau froide et un peu plus soluble à chaud.

§ 15. LACTATE DE STRONTIANE ($C^3H^5O^5$) ^2Sr, $3H^2O$. — S'obtient en saturant une solution bouillante d'acide lactique par le carbonate de strontium pulvérisé et évaporant la solution.

Il cristallise en choux-fleur, comme le lactate de chaux, et se dissout lentement mais en grande quantité dans l'eau froide. Destiné à devenir un précieux médicament.

§ 16. Parmi les autres composés chimiques du strontium, nous citerons : l'*antimoniate* (Sb O^3) ^{2}Sr, l'*arséniate* AsO^4 Sr H, le *bromate* (BrO^3) ^{2}Sr, le *perchlorate* (ClO^4) ^{2}Sr, le *chlorate* (Cl^{5}O) ^{2}Sr, l'*iodate* (IO^3) ^{2}Sr, l'*hypophosphite* (PO ^{2}H^2) ^{2}Sr, le *borate* (BoO^2) ^{2}Sr et le *fluosilicate* Sr Si Fl^6, 2 Ho.

§ 17. **Caractères généraux des sels de strontium.** —Ces sels présentent avec les sels de baryum, auxquels il se trouvent d'ailleurs souvent associés, un grand nombre de réactions communes qui les ont fait confondre pendant longtemps. Pour bien étudier les caractères de ces sels il est nécessaire d'opérer avec les composés solubles, aussi faudra-t-il au préalable convertir les sels insolubles sulfate, phosphate, carbonate, oxalate, silicate, etc., en composés solubles, et sur les dissolutions, voici résumées les réactions qui permettront de reconnaître ces sels.

De même que les sels de baryum et de calcium, les sels de strontium ne donnent rien immédiatement avec l'ammoniaque caustique, l'acide sulfhydrique et les sulfures alcalins ; mais, par le repos à l'air, il y a formation de carbonate de strontiane insoluble.

Par la potasse ou la soude caustique on n'obtient rien dans les dissolutions étendues, mais il y a précipitation de carbonate insoluble par le repos à l'air, caractère d'ailleurs commun aux sels de baryte et de chaux. Dans les solutions concentrées, il se produit un précipité que la chaleur dissout mais que le refroidissement laisse cristalliser ; la baryte présente le même caractère mais les précipités de sels de chaux ne se dissolvent pas par le chauffage.

En présence des carbonates alcalins, il se produit un précipité blanc de carbonate de strontiane insoluble. Caractère commun avec Ba et Ca.

L'acide sulfurique et les sulfates solubles forment dans les solutions concentrées un précipité de sulfate incolore, insoluble dans l'eau s'il s'agit de sulfate de baryte ou à peine, soluble si c'est du sulfate de strontiane. Les solutions diluées qui ne précipitent pas par l'addition d'acide sulfurique précipitent lorsqu'on ajoute de l'alcool à la solution.

Le bichromate de potasse ne précipite pas les sels de strontiane ni les sels de calcium, tandis qu'il donne un précipité jaune avec les sels de baryum quand les solutions ne sont pas trop étendues.

L'oxalate d'ammoniaque donne avec les sels de strontium, avec addition d'ammoniaque, un précipité blanc qui ne se produit pas avec les sels de baryum.

L'acide hydrofluosilicique donne un précipité blanc cristallin avec les sels de baryum, tandis qu'il ne produit pas de précipité avec les sels de strontium ni avec ceux de calcium.

Enfin, les sels de strontium colorent en rouge la flamme de l'alcool ou celle du gaz brûlant dans un bec de Bunsen, tandis que les sels de baryum la colorent en jaune verdâtre.

D'autre part, l'examen spectroscopique permet de reconnaître des quantités infinitésimales de strontium dans une solution quelconque ; les sels de strontium sont caractérisés par une raie rouge, coïncidant à peu près avec la raie C de Fraunhofer, et en même temps par une raie blanche, placée entre les lignes F et G.

Nous ne saurions terminer ce chapitre de chimie sans insister sur la nécessité de se servir de sels chimiquement purs ; les minerais naturels de strontium, d'où tous les composés strontiques sont retirés, renferment toujours une quantité plus ou moins considérable de baryum ; il importe donc de s'assurer tant pour les essais physiologiques que pour les applications de la pureté des produits.

Les sels que nous avons employés dans cette étude, ainsi que ceux qui nous avaient servi pour nos premières recherches avec M. Laborde, ont été préparés et nous ont été fournis par M. Paraf-Javal, chimiste, dont la grande pratique du strontium pouvait nous garantir l'absolue pureté de ces sels, que l'analyse chimique nous a d'ailleurs confirmée, de même que l'étude expérimentale.

CHAPITRE II.

Bien que l'étude pharmacologique des composés de strontium ne soit pas encore basée sur une pratique suffisante de l'emploi thérapeutique, qui est à ses débuts, l'expérience déjà acquise permet de fixer un certain nombre de règles pouvant servir de guide dans les applications de ces nouveaux médicaments.

Les préparations les mieux appropriées sont surtout celles des sels solubles. A ce point de vue, les solutions simples ou bien les solutions sirupeuses (sirops) doivent surtout être employées.

Le *lactate*, le *bromure* et l'*iodure* de strontium, qui sont surtout destinés à un usage thérapeutique courant, se prêtent fort bien à ces préparations solubles.

1° Pour le lactate, la solution simple peut être prescrite de la façon suivante :

Lactate de strontium (chimiquement pur) 40 gram.
Eau distillée . . . . 300 —

Chaque cuillerée à soupe de cette solution simple représente 2 grammes de produit actif.

Nous verrons bientôt que c'est là la dose minima journalière pour un adulte, que l'on peut conséquemment augmenter à volonté ; et il est facile d'adapter cette formule à la thérapeutique infantile en remplaçant la cuillerée à soupe par la cuillerée à café.

Cette solution présente un goût un peu salé, mais il peut être atténué en mêlant la dose prescrite à une plus grande quantité de véhicule, même au vin du repas au commencement de celui-ci ; et, pour les malades qui ont du goût pour les liquides sucrés, le sirop suivant peut présenter toute satisfaction :

Lactate de strontium. . . . .   30 grammes.

Sirop de sucre à froid.   300   —

On peut à volonté remplacer dans cette formule le sirop simple par le sirop d'écorces d'oranges amères. La cuillerée à soupe peut être aussi à volonté étendue d'eau.

Les mêmes formules s'appliquent exactement au bromure et à l'iodure, et au besoin à l'azotate.

2° Pour les sels insolubles, notamment le *phosphate* et le *sulfate*, principalement le *phosphate*, dont l'emploi a, comme nous verrons, une certaine importance comme anthelmentique et antiseptique intestinal, ils peuvent être administrés en nature soit en cachets, ou bien mêlés aux aliments, — surtout quand il s'agit des animaux, — et mieux encore en biscuits, dont le goût, avec une dose de 2 grammes du principe actif bien pur par gâteau, reste agréable, malgré l'incorporation de la substance. Ces biscuits sont fort bien acceptés par les enfants.

DEUXIÈME PARTIE

Physiologie.

Étude expérimentale de l'action physiologique et toxique des sels de strontium.

CHAPITRE PREMIER.

ÉTUDE GÉNÉRALE DÉMONTRANT LA NON-TOXICITÉ OU L'INNOCUITÉ ABSOLUE ET RELATIVE DES SELS DE STRONTIUM

§ 1. — Si l'étude physiologique des sels de strontium avait été commencée par Gmelin et reprise plus tard par Rabuteau, ces expérimentateurs avaient surtout cherché à comparer leurs effets avec ceux que produisent les sels similaires de baryum ; c'est M. Laborde qui, le premier, établit nettement leur action générale et montra expérimentalement leur innocuité absolue et relative. Ses expériences auxquelles notre maître a bien voulu nous associer, dès le début, ont porté à la fois sur les sels solubles et les sels insolubles, étudiés, d'une part, dans leur action immédiate à l'aide des divers procédés techniques d'introduction dans l'orga-nisme (injection intra-veineuse, hypodermique et intra-musculaire, introduction et absorption par l'estomac), et, d'autre part, dans leur action à longue échéance.

1º *Les injections hypodermiques* de chlorure de strontium n'ont en effet déterminé aucun effet toxique à la dose de 16 à 20 centigrammes chez le cobaye du poids moyen de 250 grammes, ni sur le lapin du poids de 2 kilogrammes, à la dose de 40 à 50 centigrammes.

2º En *injection intra-veineuse*, il ne se montra pas plus nocif, car on a pu injecter lentement, chez un chien du poids de 15 kilogrammes, de 90 centigrammes à 1 gramme, et même jusqu'à trois grammes de ce chlorure, sans amener aucune modification. fonctionnelle appréciable, ni immédiatement, ni consécutivement.

3º *Administré par la voie stomacale*, le chlorure de strontium ne provoque, chez le chien, aucun trouble à la dose de 3.grammes.

Chez l'homme, le carbonate et le lactate ont pu être ingérés plusieurs jours à la dose de 2 grammes par jour, sans donner lieu à aucun phénomène désagréable.

4º Dans le cas *d'administration lente ou à longue échéance*, les sels de strontium introduits dans l'alimentation ordinaire des animaux se sont montrés tout aussi inoffensifs.

Un chien absorba en 81 jours consécutifs, mélangés à sa pâtée, un total de 248 grammes de *sulfate* de strontium artificiel, soit 45 gr. 1 par kilogramme d'animal, représentant, pour un homme de poids moyen, 32 gr. 60 par jour. L'animal se porta très bien pendant tout le temps de l'expérience, et à l'autopsie de ce chien, sacrifié par piqûre du bulbe, on ne constata aucune altération des organes ; mais l'intestin était dépourvu de tænias, parasites habituels du chien.

Le *phosphate de strontiane* administré à un chien du poids de 12 kilogrammes, à la dose moyenne de 3 gr.60 d'abord, puis 7 gr. 20 par jour, l'animal absorba en 111 jours un total de 774 grammes de sel sans être nullement incommodé, et l'autopsie montra tous les organes normaux et, comme dans le cas précédent, l'absence complète de tænias dans l'intestin.

D'autre part, le *tartrate neutre de strontiane* fut administré durant 114 jours consécutifs à un jeune chien qui, pendant tout le temps de l'expérience, demeura gai, bien portant et vorace ; cependant, à l'autopsie de cet animal sacrifié par piqûre du bulbe, on nota une injection des muqueuses gastrique et une légère congestion rénale.

§ 2. — Nous avons pu, en étudiant *l'azotate de strontium*, apporter une preuve de plus de la tolérance gas-tro-intestinale des sels de strontium.

EXPÉRIENCE I. — Un chien du poids de 10 kg. reçut dans sa pâtée journalière 4 grammes d'azotate de strontium pendant une durée de 42 jours. Pendant toute cette durée d'observa-tion, l'animal a conservé un bon appétit, n'a pas perdu de poids et n'a montré aucune autre manifestation qu'une diurèse assez marquée.

Sacrifié par piqûre du bulbe, on ne constate à l'autopsie aucune altération du tube digestif ; et les reins examinés au point de vue histologique ne présentent aucune modification de l'état normal.

Tous ces faits expérimentaux démontrent clairement que les composés du strontium sont dépourvus de toute toxicité, et leur innocuité est désormais bien établie.

§ 3. — Il était intéressant, après cette étude générale de l'action propre des sels de strontium, d'en comparer les résultats avec ceux que donnent les sels similaires de baryum et de potassium; c'est ce qu'a fait M. Laborde, et voici quelles ont été les conclusions de ses expériences :

Les sels de baryum sont très toxiques, et il suffit d'une injection intra-veineuse d'un demi-centimètre cube d'une solution de chlorure de baryum titrée à raison de 0 gr. 15 de métal par centimètre cube chez un chien, pour tuer l'animal dans l'espace de trois minutes.

Administré par la voie stomacale, le chlorure de baryum provoque une diarrhée abondante cholériforme, des vomissemsnts qui amènent un collapsus complet, et à l'autopsie de l'animal on trouve une forte congestion de tous les organes.

Le chlorure de potassium et le sulfate de potasse, en injections hypodermiques et intramusculaires, à doses moitié moindres que celles des sels correspondants de strontium, provoquent rapidement la paralysie de la sensibilité et de la motricité.

En injections intraveineuses, le chlorure de potassium et le sulfate de potasse ralentissent le cœur, avec tendance à l'arrêt; par l'ingestion dans l'estomac, ces sels donnent lieu à des phénomènes morbides gastro-intestinaux.

Administrés pendant le même temps et à doses égales que les sels similaires de strontium, les sels de potasse ont toujours amené des troubles gastro-intestinaux, et une diminution du poids des animaux en observation.

CONCLUSION. — De cette première étude expérimentale générale de l'action physiologique et toxique des sels de strontium, on peut conclure que les sels de strontium sont dépourvus de toute toxicité, et que, même introduits dans l'organisme à doses relativement considérables, loin de provoquer le moindre accident, ils produisent, au contraire, des effets favorables à la nutrition générale. Ils paraissent en outre exercer une action conservatrice et antiputride sur les tissus, les liquides et les excreta organiques; leur élimination par les matières fécales et leur présence dans l'intestin sont incompatibles avec le développement et l'existence du tænia, parasite familier du chien.

CHAPITRE II.

ACTION PHYSIOLOGIQUE GÉNÉRALE DES SELS DE STRONTIUM
SUR LES PRINCIPALES FONCTIONS DE L'ORGANISME.

L'étude générale des sels de strontium nous a montré que ces composés, même à doses relativement élevées, n'étaient point toxiques ; mais la non-toxicité n'implique pas la nullité d'action ; tout corps étranger introduit dans l'organisme entraine nécessairement des modifications qui peuvent constituer leur action médicamenteuse. Où bien les tissus s'assimilent ces substances, auquel cas c'est un aliment proprement dit, ou bien leur passage dans l'organisme, après l'absorption, détermine une action prédominante sur telle ou telle fonction, et, si cette substance n'est ni un aliment ni un poison, elle reste un médicament. C'est ce que va nous montrer la recherche de l'action des sels de strontium sur les grandes fonctions, en nous permettant de préciser ce mode d'action et de localiser leurs effets sur l'organisme.

§ 1. ACTION SUR LE CŒUR ET LA CIRCULATION DU SANG. — Pour étudier cette action des sels de strontium, nous avons recherché d'abord quelles modifications faisait subir à la pression artérielle l'introduction de ces sels dans le torrent circulatoire.

Les animaux curarisés ou ayant le bulbe sectionné, et étant soumis à la respiration artificielle, nous prenions la pression artérielle dans la carotide, en mettant le bout central de cette artère en communication avec le manomètre inscripteur de F. Franck, et le tracé étant pris d'une façon continue, pendant une heure au plus, par l'enregistreur de Narey, à deux cylindres, et à papier sans fin, nous injections ensuite le sel à étudier dans la veine saphène de l'animal.

Voici la relation de nos expériences, que nous avons répétées plusieurs fois, afin de bien nous assurer des résultats :

Expérience II (Voir les tracés, *fig.* I et II). — Sur un chien du poids de 6 kg., curarisé, nous prenons la pression artérielle dans la carotide gauche ; cette pression est représentée par une colonne de mercure d'une hauteur de 20 centimètres.

Dans la veine saphène nous injectons lentement une solution au 1/10 d'*iodure de strontium ;* après une première injection de 5 centimètres cubes de la solution représentant 0,50 centigrammes de sel, on constate, 45 secondes après le début de cette injection intra-veineuse, une brusque *élévation de la tension artérielle* qui s'élève à 27 hg. Cette élévation s'opère tumultueusement, dans quelques secondes, et coïncide avec une *augmentation des contractions cardiaques ;* mais cette augmentation du nombre des pulsations dure peu, et un ralentissement notable des mouvements du cœur lui succède ; de 100 pulsations au début de l'expérience, on ne note plus que 60 pulsations.

Ces modifications persistent pendant quelques secondes, puis la pression revient au type normal, et le cœur reprend son rythme habituel.

Le même phénomène se reproduit après chaque injection de 5 centimètres cubes de la solution d'iodure de strontium.

Afin de contrôler l'action du sel, nous avons poussé dans la veine une injection d'eau distillée, nous n'avons

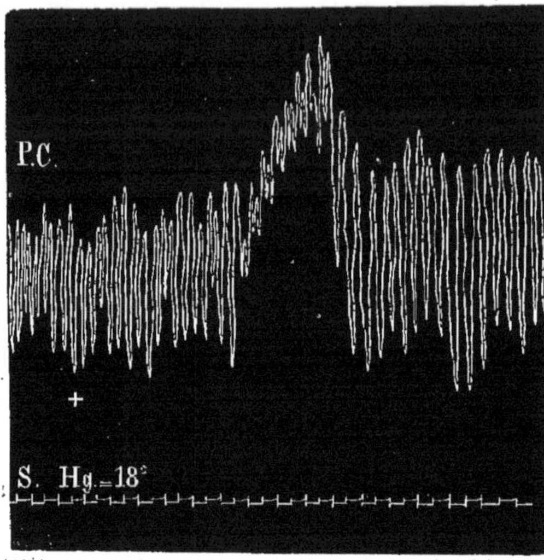

Fig. 1. — Chien de 6 kilog. Curarisé. Injection intra-veineuse d'iodure de strontium. Augmentation de pression avec accélération du cœur d'abord, puis ralentissement. Au niveau de la ligne des secondes (S), la pression est de 18 cent. Le signe + marque le début de l'injection.

observé à la suite de cette injection aucune modification de la pression artérielle.

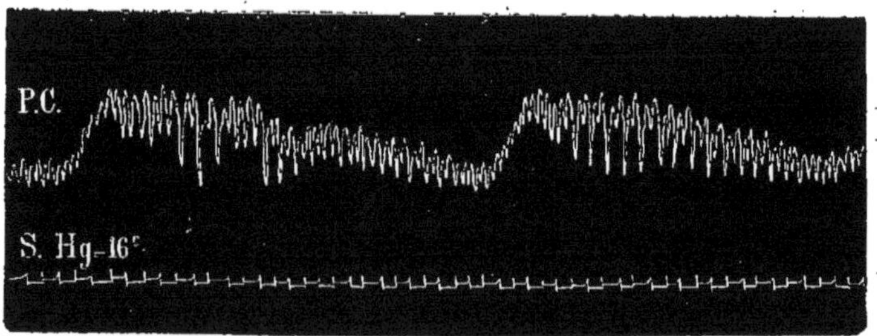

Fig. 2. — Chien 6 kilog. Injection intra-veineuse d'iodure de strontium.
Variations périodiques, à peu près régulièrement rythmées dans l'amplitude des contractions cardiaques après les injections à 5 cc. chacune (0,50 cent. pour 5 cc.), 54 minutes après le début des injections.
Au niveau de la ligne des secondes Hg. = 16 c.

Une heure environ après le début des injections, l'animal ayant reçu 4 injections de 5 centimètres cubes chacune, soit un total de 2 grammes de sel, on constate sur le tracé un abaissement de la pression artérielle qui tombe à 17 hg., et une accélération, en même temps que des variations périodiques à peu près régulièrement rythmées, dans l'amplitude des contractions cardiaques qui sont de 130 pulsations à la minute.

EXPÉRIENCE III (*fig.* 3). — Sur un chien de 15 kilog., curarisé et soumis à la respiration artificielle, nous répétons la même expérience que précédemment, mais en injectant une solution de *chlorure de strontium* au 1/10.

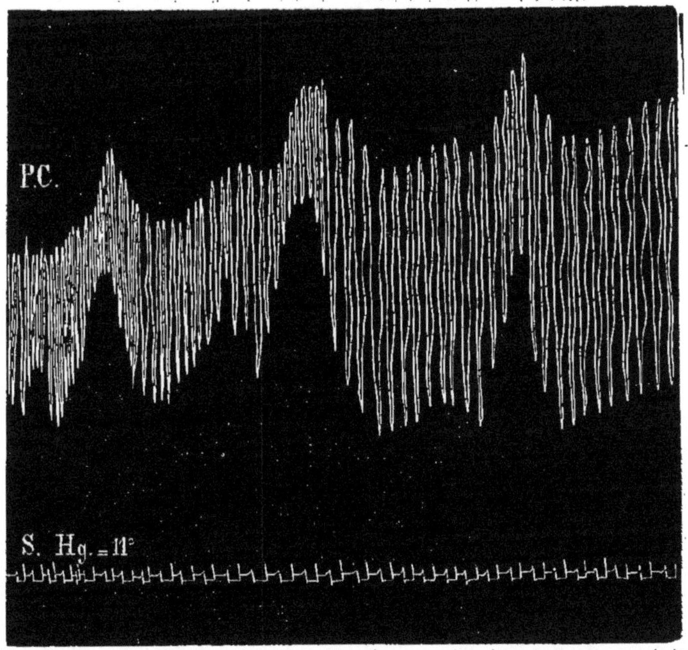

Fig. 3. — Chien 15 kilog. Curarise. Pression sanguine dans le bout central de la carotide gauche. Injection intra-veineuse de chlorure de strontium.
Elévation de pression et ralentissement du cœur, au milieu de la deuxième injection de 5 cc. = 0,50 centigr.
Au niveau de la ligne des secondes, IIg. = 11 c.

La pression artérielle, qui était de 18 à 19 hg. au début de l'expérience, s'est élevée à 27 hg. à la fin de la première injection de 5 centimètres cubes de solution strontique ; cette vive élévation s'est produite brusquement, et a coïncidé avec une augmentation des contractions cardiaques ; mais cette accélération des mouvements du cœur n'a pas persisté aussi longtemps que l'élévation de pression, et une période de ralentissement lui a succédé, si bien que le nombre des pulsations, qui était de 100 au début de l'expérience, est tombé à 55. Les mêmes modifications se sont reproduites après chaque injection de chlorure de strontium. Mais les oscillations rythmées et l'abaissement tardif de la pression ne se sont point fait sentir comme dans l'expérience avec l'iodure de strontium, bien que l'animal eût reçu 5 grammes 75 de chlorure de strontium.

Ainsi donc, les deux modifications suivantes se retrouvent constamment après l'introduction des sels de strontium dans la circulation : Élévation de la pression artérielle se produisant presque immédiatement après l'injection de la substance, accélération correspondante des contractions cardiaques, suivies cependant d'un ralentissement de ces contractions survenant de 10 à 13 secondes après le début des injections.

Comment peut-on expliquer ces variations de la pression ? Sont-elles sous la dépendance d'une action sur les centres vaso-moteurs, ou bien sont-elles le résultat d'une action directe sur le cœur ? Pour résoudre cette question, nous nous sommes servi du procédé de Fr. Franck d'inscription directe et simultanée des contractions ventriculaires et des changements de volume des oreillettes, concordant avec l'inscription des variations de la pression intra-artérielle (1).

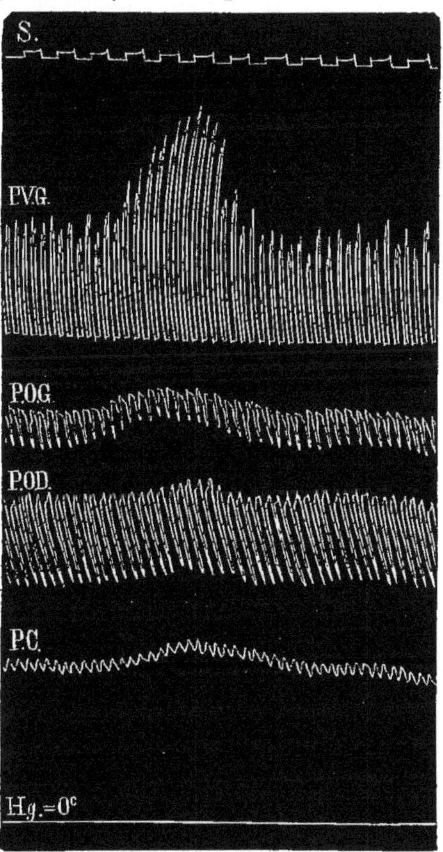

Fig. 4. — Chien 16 kilog. Bulbe sectionné.

Effet des injections intra-veineuses d'iodure de strontium sur le cœur et sur la pression intra-artérielle.

Le tracé représente l'effet produit 5 secondes après le début de la troisième injection (5 cc. = 0,75 centigr.).

S. Secondes.

P.V.G. Pulsations du ventricule gauche ;

P.O.G. Changement de volume de l'oreillette gauche ;

P.O.D. — — droite ;

P.C. Pression dans le bout central de l'artère carotide gauche ;

Hg. Zéro du manomètre.

(1) *Archives de Physiologie*, 1890 et 1891.

Expérience IV (*fig* 4). — Sur un chien de 16 kilog. ayant le bulbe sectionné et respirant artificiellement, on met le cœur à nu par une large ouverture thoracique ; on ouvre le péricarde et on dispose sur le cœur les explorateurs des oreillettes et un explorateur des contractions ventriculaires ; puis on met le bout central de l'artère carotide gauche en communication avec le manomètre inscripteur. L'animal est placé, pendant tout le cours de l'expérience, dans une baignoire-étuve, de telle sorte que sa température se maintient à 37° environ.

Dans la veine saphène, on injecte une solution à 15 0/0 d'*iodure de strontium*. La première injection de 4 centimètres cubes d'iodure de strontium, soit 0,60 centigr., ne produit rien.

Sept secondes après la fin de la deuxième injection de 5 c. c., on remarque une augmentation de l'énergie des contractions ventriculaires, la même action s'exerçant également sur les deux oreillettes ; simultanément, la pression artérielle s'élève un peu, et cette élévation est en rapport direct avec la modification cardiaque.

L'action sur le cœur se produit après chaque injection et on la retrouve pendant toute l'expérience.

Quarante minutes après le début de l'expérience, trente minutes après le début des injections, on constate un ralentissement notable des mouvements du cœur, soit une diminution de 20 à 25 contractions par minute.

Cette expérience montre nettement les effets cardiaques de l'iodure de strontium. D'autre part, l'expérience suivante montre d'une manière positive l'action cardiaque et non vaso-motrice de cette substance, du moins en ce qui concerne le rein.

Expérience V. — Sur un chien du poids de 13 kil. 500, curarisé et respirant artificiellement, on prend la pression dans le bout central de l'artère fémorale gauche, tandis qu'on note simultanément les changements de volume du rein gauche avec le néphrographe de Roy.

On injecte ensuite dans la veine saphène une solution au 1/10 d'*azotate de strontium;* on injecte en tout 4 gr. 50 de sel cristallisé.

On constate sur les tracés que les changements de volume du rein suivent exactement, tout le temps de l'expérience, les modifications de la pression.

On peut d'ailleurs retrouver cette action cardiaque des sels de strontium en étudiant les modifications du cœur chez la grenouille, sous l'influence de l'injection hypodermique de ces sels.

EXPÉRIENCE VI (*fig.* 5). — A une grenouille curarisée et dont on enregistre les mouvements du cœur, on injecte sous la peau une solution de *chlorure de strontium;* on constate, après

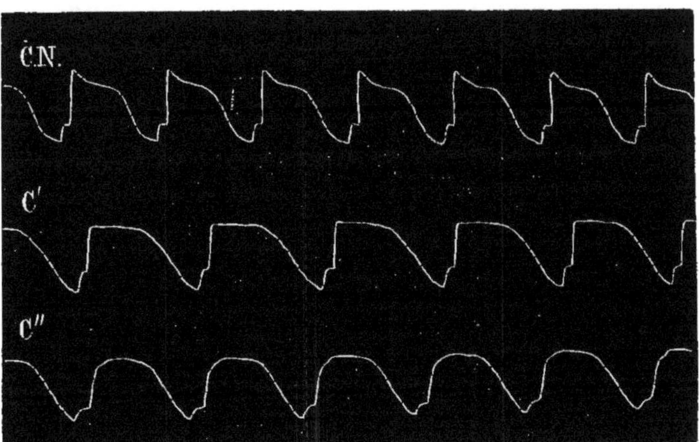

Fig. 5. — Grenouille curarisée. Injection sous-cutanée de chlorure de strontium.
    C.N. Cœur normal ;
    C' Cœur au cours de la 8ᵉ minute après l'injection de un centigr.
    C'' Cœur 37 minutes après le début des injections. A ce moment l'animal avait reçu trois centigrammes de chlorure de strontium.

l'injection de un centigramme de sel, un allongement de la
sytole ventriculaire en même temps que le cœur s'est également
un peu ralenti, de 30 contractions par minute à l'état normal
il est tombé à 26. Ces modifications commencent déjà pendant
la deuxième minute après l'injection, et deviennent de plus en
plus marquées.

Expérience VII. — Grenouille curarisée reçoit une injection sous-cutanée d'*iodure de strontium* ; les mêmes modifications cardiaques que dans l'expérience précédente se
manifestent.

En résumé, les sels de strontium introduits dans le
torrent circulatoire entraînent deux modifications cons-
tantes et très nettes : Élévation de la pression artérielle
et accélération d'abord, puis ralentissement, des contractions cardiaques. Lorsque le sel injecté est un
iodure, on constate, en outre, une troisième modification
tardive, caractérisée par des oscillations rythmiques
des contractions cardiaques.

Nous avons déjà remarqué que l'augmentation de pression nous paraissait dépendre d'une augmentation d'é-
nergie des contractions cardiaques, et nous avons essayé
de démontrer directement cette relation entre les deux
phénomènes par l'expérience IV, et par nos expériences
sur le cœur de la grenouille. Quant au ralentissement
du cœur, il est assez variable suivant les animaux, et
n'est pas toujours très considérable ; et, pour ce qui est
des oscillations à peu près régulières de la tonicité du
cœur, la question est de savoir si elles sont bien dues à
l'action du strontium, ou si elles ne tiendraient pas dans
une certaine mesure à l'action de l'iode ; nous ne les

retrouvons pas lorsque nous injectons le chlorure de strontium, ce qui tendrait à mettre cette modification sur le compte du métalloïde uni au strontium.

§ 2. — Il est intéressant de comparer, au point de vue de ces deux principaux effets, l'action des sels de strontium et celle bien connue et qu'il nous suffira de rappeler,

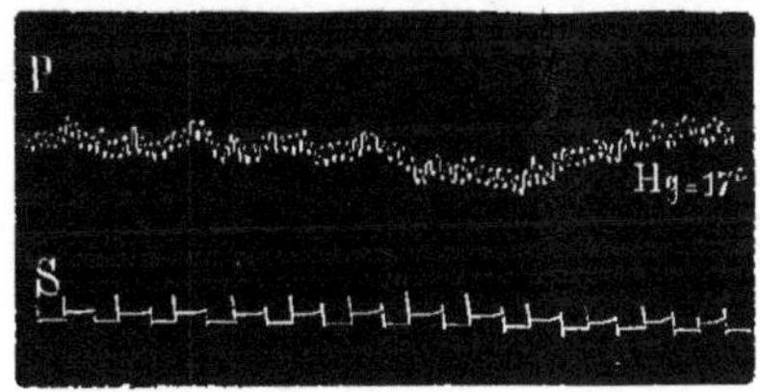

Fig. 6 — *Iodure de potassium*. — Tracé normal.

des *sels de potassium et de sodium*; d'ailleurs les tracés que nous donnons, et que nous avons empruntés à

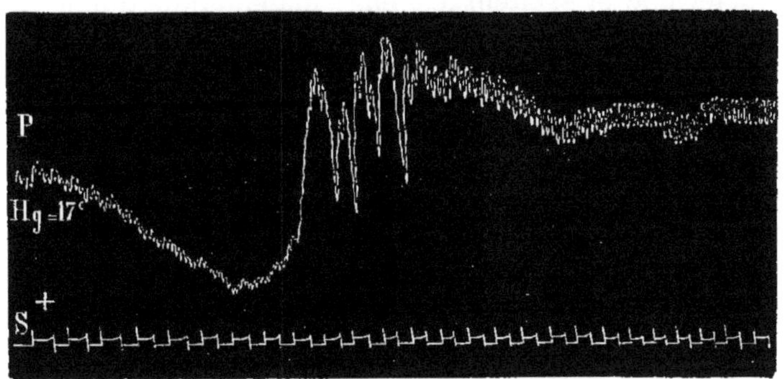

Fig. 7. — Injections intra-veineuses d'iodure de potassium.
Tracé de la pression carotidienne.
Le signe + marque la fin de l'injection.

notre ami et collègue M. Lapicque, établiront bien la comparaison.

Les sels de *potassium* excitent le cœur et élèvent la

pression sanguine (*fig.* 6, 7, 8); les *sels de sodium* ne paraissent avoir que peu d'action cardiaque. Les tracés ci-dessous établissent nettement ces propriétés des sels de potasse et de soude, et si nous les comparons aux effets

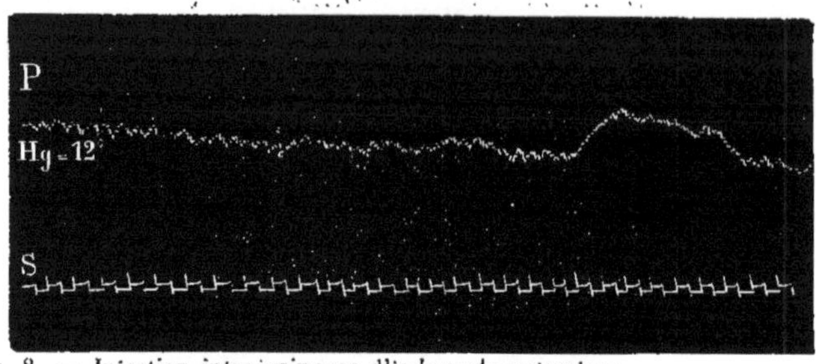

Fig. 8. — Injection intra-veineuse d'*iodure de potassium*.
    Tracé de la pression carotidienne une demi-heure après l'injection de 18 cc. = 1 gr. 80 KI.

produits par les sels de strontium nous voyons que ceux-ci, de même que les sels de potasse, élèvent la pression artérielle et excitent le cœur; mais, tandis que les sels

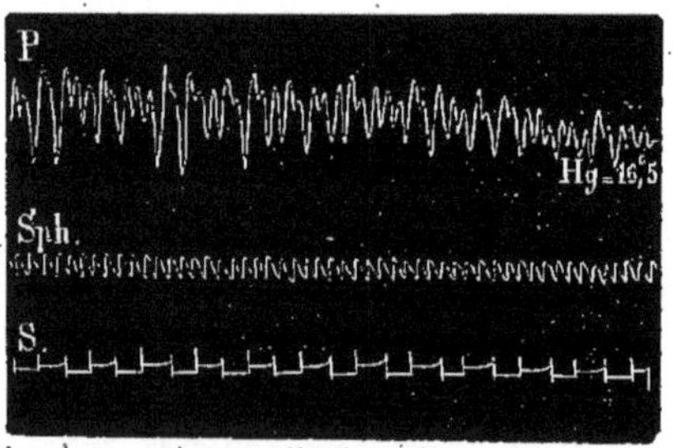

Fig. 9. — Injection intra-veineuse d'*iodure de sodium*.
    Tracé de la pression artérielle et tracé sphygmoscopique immédiatement après l'injection de 10 cc. = 1 g. NaI.

de potassium ne présentent qu'une accélération des contractions cardiaques, les sels de strontium déterminent bien cette accélération, mais elle est bientôt suivie d'une phase de ralentissement.

Avec les sels de *soude* on ne constate ni élévation
de la pression artérielle, ni accélération des contractions

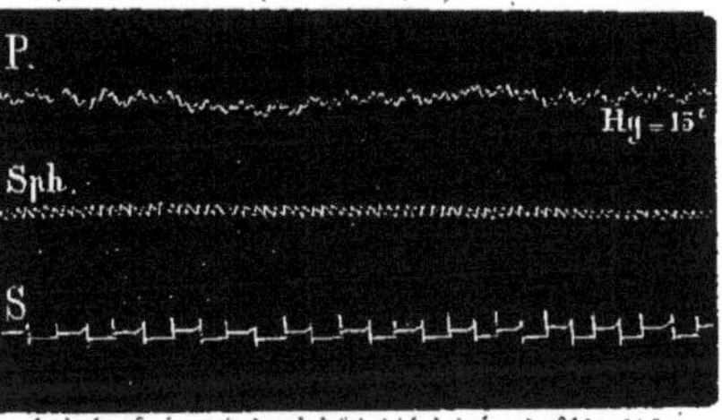

Fig. 10. — Injection intra-veineuse d'*iodure de sodium*.
Tracé de la pression et tracé sphygmoscopique 9 minutes après l'injection
de 10 cc. = 1 gr. NaI.

cardiaques, mais simplement un léger ralentissement
de ces contractions (*Fig.* 9, 10 et 11).

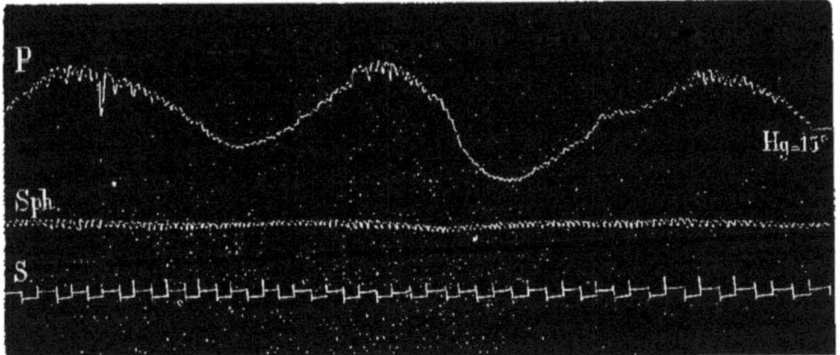

Fig. 11. — Chien 10 kil.; 500.; Curarisé. Injection intra-veineuse d'*iodure de
sodium*.
Tracé 5 minutes après l'injection de 1 gr. 50 NaI, injectés en deux fois.
P. Pression dans la carotide droite.
Hg. A ce moment la pression = 15 c.
Sph. Tracé sphygmoscopique.
S. Secondes.

Ainsi les sels de *strontium* ont une action évi-
dente et indiscutable sur le cœur, et cette action peut
être rapprochée de celle des sels de potassium ; toutefois on rencontre des modifications particulières assez
semblables à celles que déterminent les sels de sodium,

et nous croyons que les sels de strontium doivent se
placer dans l'échelle de l'activité cardiaque, entre le potassium et le sodium ; plus actif que ce dernier, il cor-
rige, par contre, les effets trop prolongés d'accélération
que déterminent les sels de potassium. L'on peut voir
par la comparaison des tracés ci-dessus que tous les
iodures arrivent à produire finalement et tardivement,
après l'injection de doses assez élevées, toujours les
mêmes phénomènes caractérisés par une baisse de la
pression et une accélération du rythme cardiaque.

§ 3. ACTION SUR LA FONCTION RESPIRATOIRE. — La
fonction respiratoire ne semble pas être directement
influencée par les sels de strontium; cela résulte de
l'observation des effets généraux de ces composés sur
l'organisme. Mais l'action très nette et définie de certains d'entre eux, en particulier du bromure et de
l'iodure de strontium sur le cœur et la fonction circulatoire, permettent de penser que la respiration peut
et doit secondairement éprouver certaines modifications
consécutives qui d'ailleurs ne sauraient être très accu-
sées. On peut se faire à peu près une idée de ces modifications, par les oscillations qui leur sont attribuables,
de la ligne des tracés cardiographiques pris en dehors
de la curarisation et telles qu'elles ont été déjà consta-
tées par M. Laborde dans ses essais d'intoxication par
les sels de strontium à dose massive ; en tous cas, il ne
peut s'agir que de très faibles modifications, étant
donnée la non-toxicité de ces composés.

Il n'est peut-être pas indifférent d'ajouter que les

effets des sels de strontium sur les actes nutritifs en général peuvent aussi avoir un retentissement favorable
sur les phénomènes respiratoires.

§ 4. ACTION SUR LE SYSTÈME NERVEUX ET LE SYSTÈME
MUSCULAIRE.

A. SYSTÈME NERVEUX. — L'action qui nous paraît
bien démontrée du bromure de strontium sur les actes
réflexes et les éléments anatomiques qui y président
démontre, par cela même, l'intervention réelle du système
nerveux dans l'influence de ce composé, et dans le mécanisme physiologique de cette influence. C'est la cel-
lule excito-motrice centrale qui, en tant qu'élémont anatomique de la fonction dont il s'agit, paraît jouer le
principal rôle dans ce mécanisme; et, en conséquence,
c'est le centre myélitique lui-même qui, d'après l'analyse
expérimentale, est principalement intéressé dans cette
condition; le rapprochement est, sous ce rapport, parfaitement autorisé entre le bromure de strontium et le
bromure de potassium; mais s'il est vrai, comme cela a
été démontré depuis longtemps, que ce dernier n'implique que secondairement les fonctions supérieures ou
cérébrales, — bien que cela puisse quelquefois arriver
dans la pratique thérapeutique jusqu'à amener des phénomènes plus ou moins graves de stupeur par exemple,
— le bromure de strontium ne semble pas avoir, du
moins à un même degré d'intensité, ces effets sur la
sphère cérébrale; il présente de ce côté, au point de vue
de la tolérance, un avantage que l'étude physiologique

faisait pressentir, et que confirme, comme nous allons le voir, l'application clinique.

L'intervention primitive du système nerveux est également probable dans l'influence que l'iodure de strontium exerce sur le fonctionnement cardiaque, soit que cette influence vienne du système nerveux, extrinsèque ou bulbaire, soit qu'elle réside dans le système nerveux intra-cardiaque dont il est, du reste, si difficile de faire expérimentalement la part exacte dans cette détermination causale.

Il se peut aussi que le muscle cardiaque se trouve lui-même jusqu'à un certain point intéressé, surtout dans les conditions d'absorption et d'imprégnation plus ou moins considérable de la substance.

Toutefois, ce que nous avons observé du côté de l'action exercée sur le système musculaire en général, ne permet pas d'être très affirmatif sur ce point.

B. Système musculaire. — En effet, à la suite de l'absorption chez la grenouille d'une suffisante dose, soit de bromure, soit d'iodure, soit même de chlorure de strontium, par l'injection sous-cutanée, les muscles conservent la contractilité électrique, absolument normale, et le cœur lui-même ne s'arrête que dans le cas d'une intoxication extrême ; encore est-il que cet arrêt ne semble pas tenir à la perte de la contractilité propre de ses fibres musculaires, attendu qu'il recommence à battre au contact et sous l'influence d'un filet d'eau ; ce qui corrobore la probabilité que nous émettions plus haut d'une influence provenant, en réalité, du système nerveux extra ou intra-cardiaque.

Ce résultat d'observation expérimentale est en complète contradiction avec ceux de Rabuteau (1), qui prétend que les sels de strontium sont des poisons musculaires, au même titre que les sels de potassium et de calcium. Mais on sait combien Rabuteau a multiplié, grâce à un procédé erroné d'expérimentation que M. Laborde(2) a depuis longtemps signalé, les poisons musculaires qui, en réalité et dans la véritable acception physiologique du mot, sont beaucoup plus rares qu'on ne l'imagine, et ne se retrouvent guère que parmi un certain nombre de principes actifs du règne végétal.

§ 5. ACTION SUR LES FONCTIONS DE NUTRITION, DIGESTION ET FERMENTATIONS. — Nous avons déjà signalé, dans notre étude générale expérimentale, les effets des composés de strontium soit solubles, soit même insolubles sur les phénomènes de nutrition. Mais il y avait un réel intérêt à étudier cette action sur certaines fonctions nutritives particulières, notamment sur les fonctions de digestion, et les fermentations qui y interviennent.

Nous avons à cet effet institué les recherches suivantes.

Mais avant d'aborder cette recherche, nous croyons utile, pour légitimer nos expériences, de rappeler brièvement les principaux phénomènes qui président à cette importante fonction.

Les aliments ingérés doivent, pour être absorbés,

(1) Rabuteau. — *Traité de toxicologie*, p. 567.
(2) Laborde. — *Les poisons musculaires*, Soc. Biol., 1875.

subir une série de transformations chimiques qui les rendent facilement assimilables. Ces modifications s'opèrent sous l'action de substances que l'on désigne sous le nom de *ferments*, et qui sont de deux sortes : les uns essentiels, fournis par l'organisme lui-même, ce sont les *ferments solubles ;* les autres accessoires, indépendants de l'organisme vital, ayant une vie propre, ce sont les *ferments figurés.*

Introduits dans la bouche, les aliments divisés et mastiqués se trouvent imprégnés de salive, et soumis à l'action de son ferment soluble, la *diastase salivaire* ou *ptyaline*, qui a la propriété de transformer les aliments hydrocarbonés, c'est-à-dire l'amidon, en dextrine d'abord puis en glycose. Cette action saccharifiante de la ptyaline se poursuit jusque dans l'estomac, mais dans cet organe se produisent des transformations encore plus importantes : ce sont les matières albuminoïdes (albumine de l'œuf, caséine, fibrine, légumine) qui se modifient ; les aliments, brassés par les contractions des fibres musculaires, s'imprègnent de *suc gastrique* et sont ainsi soumis à l'action des deux ferments solubles de ce suc, la *pepsine* et le *lab ferment*, lesquels agissent surtout, grâce à l'intervention de l'*acide libre* nécessaire à la peptonisation parfaite. La pepsine, par des hydratations successives, transforme les albuminoïdes en peptones, tandis que le lab ferment n'agit que dans la coagulation du lait, que l'acide du suc gastrique et la pepsine ne peuvent produire seuls.

Transformés en une masse molle, semi-liquide, bouillie à laquelle on a donné le nom de chyme, les aliments pénètrent dans l'intestin grêle, et là se trouvent en contact avec le *suc pancréatique,*que le pancréas a commencé à secréter surtout pendant le séjour du bol alimentaire dans l'estomac ; ce suc, qui paraît jouer un rôle beaucoup plus considérable que celui qu'on lui accorde généralement, achève la digestion commencée sous l'influence de la ptyaline et de la pepsine. Il contient deux ferments solubles, l'un la *trypsine*, qui transforme en peptones les substances albuminoïdes, qui ont échappé à l'action de la pepsine ; l'autre, la *diastase pancréatique* ou *amylase* de Duclaux, qui complète l'action saccharifiante de la ptyaline. Le suc pancréatique partage en outre avec la bile la propriété d'émulsionner les graisses.

Mais à côté de l'action des ferments solubles existe une action parallèle des ferments figurés ; c'est à des microorganismes que sont dues les fermentations lactique, butyrique, acétique, etc., qui, à l'état pathologique, jouent un rôle important dans l'histoire des dyspepsies.

Nous avons donc recherché quelles modifications apportaient les sels de strontium dans les divers actes que nous venons d'exposer. Nos expériences ont été faites sur des digestions artificielles en présence du lactate et du chlorure de strontium.

1° ACTION SUR LA PEPSINE. — L'on sait que le ferment le plus actif du suc gastrique, la pepsine, a pu être isolé, et son emploi en thérapeutique est journalier. Sous certaines conditions de milieu et de température, la pepsine

extractive est capable de produire des digestions artificielles, de très petites quantités même de pepsine peuvent
digérer des quantités considérables d'albuminoïdes, et
l'on peut régler ce pouvoir peptonisant : chaque pepsine
possède un titre qui représente le poids de fibrine qu'un
gramme de pepsine est capable de digérer. Mais, pour
exercer son action, la pepsine doit être en solution
aqueuse et dans un milieu acide. Voici donc comment
nous avons disposé nos expériences pour l'étude de
l'action de la pepsine sur les albuminoïdes en présence
de sels de strontium.

EXPÉRIENCE VIII. — Dans six flacons nous avons mis :

Fibrine de porc.	10 grammes.
Pepsine extractive.	0 gr. 20
Acide chlorhydrique. . . .	0 gr. 60
Eau distillée.	60 centim. cubes.

La pepsine employée avait pour titre 50, par conséquent dans
une pareille solution toute la fibrine doit être digérée.

Le premier flacon servait de témoin ; dans le second nous
avons ajouté 0 gr. 50 de lactate de strontiane ; dans le troisième
1 gramme, le quatrième 2 grammes, le cinquième 3 grammes,
et dans le sixième 4 grammes. Le tout a été porté à l'étuve à la
température de 38° pendant 24 heures.

Au bout de ce temps, nous avons examiné ce qui s'était
passé, et voici ce que nous avons constaté. Dans le premier
flacon, la fibrine avait complètement disparu, la solution était
absolument transparente ; dans le second, même aspect ; dans
le troisième la solution était un peu louche, cependant il n'y
avait pas de résidu au fond du flacon ; dans le quatrième,
aspect trouble de la solution, résidu au fond du flacon, moins
prononcé cependant que celui des flacons 5 et 6. Si on recherche
ensuite, après avoir filtré, les réactions propres aux peptones,

on constate que l'acide azotique ne détermine pas de précipité dans le flacon témoin et dans les deux premiers flacons conte- nant du lactate de strontiane; par contre, on note un précipité blanc assez faible dans le troisième, mais beaucoup plus prononcé dans les deux derniers.

Par la réaction du biuret (action d'une solution de sulfate de cuivre en présence de la soude), on constate une coloration rose violet, typique de la peptonisation, dans le flacon témoin et dans les deux premiers flacons au lactate de strontiane; cette coloration est moins prononcée dans le troisième flacon et ne se produit point dans les deux derniers.

Ainsi, la digestion a été complète dans le flacon té·moin et dans les deux premiers flacons strontianisés, elle a été incomplète dans les trois derniers, quoique ayant subi un commencement d'exécution.

EXPÉRIENCE IX. — Nous avons répété la même expérience avec le chlorure de strontium en employant les mêmes doses qu'avec le lactate; la double réaction par l'acide azotique, et le biuret n'a pas donné de résultats tout à fait identiques à ceux de l'expérience précédente. La peptonisation a été trouvée moins avancée et même, dans le dernier flacon, la fibrine avait été seulement dissoute et il n'y avait pas eu de peptonisation.

En somme, ces expériences paraissent établir que les sels de strontium retardent la peptonisation de la fibrine par la pepsine, sans l'empêcher toutefois de se produire.

Nous avons étudié par le même procédé l'action de la pepsine sur l'albumine de l'œuf en présence des mêmes sels de strontium.

4

Expérience X. — Dans cinq flacons contenant chacun :

Blanc d'œuf. . . . . 5 grammes.
Pepsine extractive. . . . . 0 gr. 20
Acide chlorhydrique. . . . 0 gr. 60
Eau distillée. . . . . . . 60 centim. cubes.

Nous avons ajouté les doses correspondantes suivantes de lactate de strontium : 0 gr. 50; 1 gramme; 2 grammes; 3 grammes et 4 grammes. Un autre flacon ne contenant pas de sel servait de témoin. Le tout fut laissé 24 heures dans une étuve à 38°. Au bout de ce temps, on examina par les procédés classiques si la digestion était complète. Le blanc d'œuf avait complètement disparu du flacon témoin; dans les deux premiers flacons strontianisés on voyait un liquide trouble qui allait croissant dans les autres flacons et ceux-ci présentaient un résidu de blanc d'œuf de moins en moins altéré, si bien que dans le dernier flacon les cubes d'albumine cuite étaient à peine émoussés. La recherche de la peptonisation par l'acide azotique et le biuret montra que la peptonisation était complète dans le flacon témoin, un peu moins avancée dans les flacons 1 et 2, et de plus en plus retardée dans les autres flacons.

Expérience XI. — La même expérience, reprise en présence du chlorure de strontium, a montré que la peptonisation s'opérait déjà difficilement dans les premiers flacons et qu'elle était notablement retardée et même empêchée dans les derniers.

Ainsi, les sels de strontium ralentissent l'action peptonisante de la pepsine sur l'albumine de l'œuf, et le chlorure est dans ce phénomène beaucoup plus actif que le lactate.

2° Suc pancréatique. — a). *Diastase pancréatique.* Nous avons vu au commencement de ce chapitre que le suc pancréatique, de même que la salive, intervient dans le phénomène de la digestion pour saccharifier l'amidon, c'est-à-dire le transformer en un mélange de dextrine et de maltose ; nous avons donc recherché si une macération du pancréas de chien était capable de saccharifier l'empois d'amidon en présence des sels de strontium.

EXPÉRIENCE XII. — On met dans six flacons :

Macération de pancréas (1). .   10 centim. cubes.
Empois d'amidon à 1 0/0. . .   90   —   —

Le premier flacon sert de témoin ; dans les cinq autres on ajoute des doses respectives de 0 gr. 50, 1 gramme, 2 grammes, 3 grammes et 4 grammes de lactate de strontiane en solution à 10 0/0 et on porte à l'étuve à 38°.

Au bout de 12 heures, on retire les flacons de l'étuve, on filtre le contenu et on procède au dosage du liquide filtré au moyen de la liqueur de Fehling. Pour réduire 10 centimètres cubes de cette liqueur, il a fallu :

Du flacon n° 0. .	6 gr.	2
1. ,	7 —	4
2. .	8 —	
3. .	9 —	8
4. .	9 —	8
5. .	11 —	7

On voit donc par cette expérience que le lactate de strontium n'empêche point le pouvoir saccharifiant du suc pancréatique, mais qu'il entraîne seulement un retard dans l'action de la diastase pancréatique sur l'amidon.

(1) Pour obtenir les macérations de pancréas, on triture dans un mortier un pancréas de chien tué en pleine digestion, on laisse en contact, pendant une heure, à la température de 38° avec de l'eau, puis on filtre.

b). Trypsine. — **V**oici par quelle expérience nous avons étudié l'action de la trypsine sur une substance albuminoïde, la caséine, en présence d'un sel de strontium, le chlorure.

EXPÉRIENCE XIII. — Dans six matras, on met une même quantité de caséine dissoute et 0 gr. 20 centigr. de pancréatine ; le premier matras sert de témoin ; dans les cinq autres on met des doses respectives de 0 gr. 50, 1 gramme ; 1 gr. 50 ; 2 grammes ; 2 gr. 50 de chlorure de strontium d'une solution à 50 0/0. Le tout est porté à l'étuve à 38° pendant 18 heures. Dans le liquide filtré on recherche le degré de la peptonisation au moyen des réactifs ordinaires. On constate que dans tous les matras cette peptonisation est complète.

Il semble donc résulter de cette expérience que le chlorure de strontium, aux doses employées, n'exerce aucune modification sur la transformation de la caséine en peptone.

En somme, de l'ensemble de toutes ces expériences sur les phénomènes chimiques de la digestion, il résulte que les sels de strontium apportent un ralentissement dans l'action des sucs et des ferments digestifs sur les substances alimentaires ; il en résulte nécessairement que les aliments restent plus longtemps en contact avec les ferments digestifs, et qu'ils éprouvent en conséquence une action plus prolongée et plus complète de la part de ces ferments.

Un autre résultat pratique, qu'il nous semble permis de tirer de ces recherches, c'est que l'action bienfaisante, que nous aurons l'occasion de signaler bientôt et de montrer dans le chapitre de thérapeutique des sels de strontium, en particulier du lactate et du bromure, trouverait son explication dans l'influence du retard et en quelque sorte de modération des phénomènes diges- tifs dans les cas d'hyperchlorhydrie dans lesquels l'élément douleur joue, on le sait, un rôle assez important pour les caractériser. Ainsi s'expliquerait aussi l'influence efficace de ces mêmes composés sur les phénomènes douloureux en question ; influence qui paraît être tout au moins égale, sinon supérieure à celle des bicarbonates alcalins.

3° FERMENTS FIGURÉS. — A côté de cette action des sels de strontium sur les actes de la digestion propre- ment dite, il importe d'en signaler une autre qu'ils exercent manifestement, d'après des recherches paral- lèles que nous avons réalisées sur les fermentations lactique, acétique et butyrique, de façon à entraver ces fermentations, ou même à les empêcher complètement ; c'est un sujet qu'il conviendrait de reprendre pour le compléter ; mais ce que nous avons observé nous per- met, tout au moins, d'affirmer que les composés de strontium ne seraient pas sans quelque utilité dans les affections gastriques ayant surtout pour cause les fermentations putrides. Cette déduction serait d'autant mieux justifiée que, nous avons déjà eu occasion de le dire à la suite de nos expériences, les mêmes composés sont d'une efficacité réelle au point de vue antiseptique et parasitaire.

Nous ne terminerons pas ce chapitre sans rappeler

que les sels de strontium absorbés par l'organisme
peuvent être, dans une certaine mesure, assimilés de
façon à entrer dans la composition des tissus normaux,
notamment du tissu osseux. Déjà la démonstration
expérimentale de ce fait avait été donnée, chez les
oiseaux, par F. Papillon (1). Cette démonstration a été
confirmée par les analyses de M. Paraf-Javal, à la
suite de nos expériences avec M. Laborde.

D'un autre côté, nous rappellerons que l'élimination
des mêmes composés se fait en partie, une partie d'ailleurs minime, surtout au début, par les urines; et que
dans cette action éliminatrice, ils semblent exercer sur le
produit de la sécrétion urinaire une influence qui se
déduit bien, surtout, de la comparaison avec les urines
potassiques, lesquelles sont, d'habitude, très foncées,
troubles, tandis que les urines des animaux soumis au
régime strontique sont d'une clarté et d'une limpi-
dité relativement remarquables (2).

---

(1) C. R. Académie des Sciences, 1870.

(2) Il résulte des récentes recherches de M. Ch. Féré, réalisées sur
ses malades de Bicêtre, que cette élimination, d'abord minime au début,
— ainsi que l'expérimentation l'avait démontré, — devient ultérieurement
plus abondante ; en sorte que, contrairement à ce qui a lieu pour le
bromure de potassium, le sel de strontium ne s'accumulerait pas dans
l'organisme ; ce qui expliquerait la tolérance et l'absence relative des
accidents de bromisme.

CHAPITRE III.

ÉTUDE PHYSIOLOGIQUE SPÉCIALE DES COMPOSÉS
DU STRONTIUM.

Dans l'étude qui précède, nous avons eu surtout pour but la recherche de l'action commune des sels de strontium sur l'organisme. Mais chaque composé du strontium, de même que les composés des autres métaux, présente une action propre, spéciale, qui peut d'ailleurs être indépendante de la somme des composés, et rien ne justifie cette opinion de quelques physiologistes qu'un sel métallique introduit dans l'organisme se décompose en ses éléments et que chaque élément agit séparément. Il importe donc de faire une étude séparée des principaux composés du strontium.

Nous insisterons surtout, dans cette étude, sur les composés qui paraissent plus particulièrement destinés, tant d'après les suggestions physiologiques et expérimentales que d'après les essais cliniques, à jouer un rôle important en thérapeutique.

§ 1. BROMURE DE STRONTIUM. — L'étude physiologique du bromure de strontium a été faite complètement par notre maître M. Laborde, nous ne saurions donc mieux faire que de résumer le résultat de ses recherches.

Injecté à la dose de 0,25 à 0,30 centigrammes à de jeunes cobayes de 300 à 400 grammes, soit sous la peau, soit dans les muscles, le bromure de strontium amène l'anesthésie complète et rapide du membre injecté, avec infiltration et œdème consécutifs. Au bout de dix minutes à un quart d'heure, on constate une atténuation marquée et généralisée des réflexes, de la tendance à la somnolence, de l'hébétude et de la stupeur. Au bout de trois ou quatre heures, l'animal revient à son état normal ; mais le membre injecté reste paralysé de la sensibilité et de la motricité.

Chez la grenouille, injecté à la dose de 1 à 5 centigrammes dans la patte postérieure, le bromure de strontium amène, comme chez les cobayes, la parésie rapide du membre, puis, à la suite de la généralisation de l'absorption, une phase momentanée d'excitation, suivie d'une période persistante de collapsus et de stupeur avec atténuation progressive, et enfin, suivant la dose injectée, l'abolition plus ou moins complète des réflexes.

Ces mêmes effets, avec leur même tableau symptomatique, s'observent, mais plus rapidement après l'injection dans le grand sac lymphatique de la grenouille ; et, fait caractéristique, alors que les excitations périphériques ne provoquent plus de mouvements réactionnels, l'animal réalise encore, par instants, des mouvements spontanés normaux, ce qui démontre que la fonction cérébrale volontaire ou de spontanéité est relativement conservée, tandis que le pouvoir réflexe central ou excito-moteur est diminué ou aboli, les propriétés de conduction motrice et sensitive des nerfs étant relativement aussi conservées.

L'administration par les voies digestives du bromure de strontium à un chien a déterminé également cette somnolence et cette diminution de réaction aux excitations périphériques.

Ces phénomènes sont, du reste, analogues à ceux que provoque le bromure de potassium employé dans les mêmes conditions, mais avec cette différence que le bromure de strontium présente une activité et une toxicité moindres que le bromure de potassium. Le bromure de strontium, étant mieux toléré par l'organisme que son congénère potassique, peut donc être appelé à rendre à la thérapeutique les mêmes services que le bromure de potassium, mais avec des avantages personnels, que l'étude expérimentale faisait déjà prévoir, et que l'observation clinique a déjà, comme nous le verrons, parfaitement confirmés.

§ 2. IODURE DE STRONTIUM. — L'iodure de strontium, chimiquement pur, peut, ainsi que nous l'avons dit dans la première partie de ce travail, au moyen de certains artifices de préparation, être conservé sans se décomposer, et, dans ces conditions, son étude physiologique devenait d'autant plus intéressante que ce sel pouvait, comme le bromure, trouver d'importantes applications thérapeutiques. Nous avons donc réalisé cette étude et en voici les principaux résultats :

EXPÉRIENCE XIV. — Injecté sous la peau d'une grenouille à la dose de 1 centigramme, l'iodure de strontium amène au bout d'une demi-heure une excitabilité très grande se traduisant par une *augmentation des réflexes*; cette excitabilité augmente progressivement et, au bout d'une heure environ, il suffit de frôler l'animal pour déterminer aussitôt des sauts désordonnés; l'animal a subi une sorte de strychinisation.

Expérience XV. — A un cobaye du poids de 275 grammes, on injecte dans la patte droite 0,10 centigrammes d'iodure de strontium; cette injection quelque peu douloureuse ne détermine aucun phénomène immédiat; mais au bout d'une demi-heure l'animal s'agite, les réflexes sont exagérés, et au moindre bruit le cobaye manifeste une série de tremblements. Ces phénomènes persistent jusqu'au lendemain.

Ces simples essais expérimentaux montrent surtout un contraste frappant entre les effets physiologiques généraux du bromure et de l'iodure de strontium : le premier agissant sur les phénomènes réflexes, de façon à les atténuer ou à les abolir; le second exerçant, au contraire, sur les mêmes phénomènes, une influence excitatrice. Les anciennes recherches de M. Laborde sur l'action comparée du bromure et de l'iodure de potassium avaient démontré et établi cette différenciation entre les deux ordres de composés, qui, quoique voisins chimiques, s'éloignent absolument au point de vue physiologique; et il en résultait cette déduction rationnelle d'application que les indications thérapeutiques des deux congénères chimiques, que l'empirisme avait confondus, devaient être différentes et séparées. L'observation et le contrôle cliniques ont pleinement confirmé cette déduction expérimentale, en ce qui concerne les composés potassiques; et nul doute qu'ils ne

les confirment également pour les composés de strontiane, ce qui est déjà fait, du reste, pour le bromure.

Nous renvoyons au chapitre précédent de notre
étude générale de l'action des sels de strontium sur le
cœur et la circulation, relativement à l'*iodure de strontium*, qui a surtout fait l'objet de cette étude; et il nous
suffira de rappeler ici que les résultats essentiels, à cet
égard, ont été de démontrer :

L'influence remarquable que ce sel exerce sur le
fonctionnement cardiaque et sur la fonction circulatoire en général, influence qui le rapproche de l'iodure
de potassium au point de permettre une véritable assi-
milation des deux composés, au point de vue physiologique, et d'entrevoir une analogie d'action thérapeutique qui, relativement à la tolérance, peut et doit
être, d'après les prévisions suggérées par le bromure,
à l'avantage du composé strontianique.

§ 3. AZOTATE DE STRONTIUM. — Nous avons vu dans
notre étude générale que l'azotate de strontium pouvait être administré pendant longtemps à un chien sans
amener d'accidents toxiques; nous avions même constaté une diurèse assez marquée; nous avons repris
l'expérience au point de vue de cette action diurétique,
et voici quels ont été les résultats de nos recherches :

EXPÉRIENCE XVI. — Une chienne du poids de 12 kil. 500
est mise en observation pendant quatre jours et soumise à un
régime uniforme. Les urines soigneusement recueillies sont
examinées tous les jours au point de vue de la quantité, de
l'urée et de l'acide phosphorique total.

EXAMEN DES URINES.

	Quantité	Urée par 24 heures		Acide phosphorique
9 mars	1.100	10 gr.	93	0,356
10 —	1.300	14	745	0,577
11 —	1.315	9	81	0,272
12 —	1.425	13	20	0,563

Après cette période d'observation, l'animal reçoit sa pâtée journalière, 3 grammes d'azotate de strontium, pendant cinq jours.

EXAMEN DES URINES.

	Quantité	Urée		Acide phosphorique
13 mars	1.175	10 gr.	85	0,272
14 —	1.550	11	97	0,339
15 —	—	—		—
16 —	1.640	9	16	0,301
17 —	1.300	7	74	0,259
18 —	1.500	8	54	0,252

Puis, pendant 12 jours, du 18 au 30 mars, la dose journalière d'azotate de strontium est augmentée et portée à six grammes.

EXAMEN DES URINES.

	Quantité	Urée		Acide phosphorique
19 mars	1.560	10 gr.	72	0,316
20 —	1.675	6	70	0,216
21 —	2.215	10	30	0,441
22 —	1.950	9	31	0,316
23 —	—	—		—
24 —	2.020	—		—
25 —	2.000	—		—
26 —	1.750	11	31	0,322
27 —	1.500	17	68	0,252
28 —	2.040	13	30	0,312
29 —	2.200	11	60	0,337
30 —	1.970	11	83	0,272

L'animal est conservé encore quatre jours après la suppression de l'azotate de strontium pendant lesquels la diurèse se continue ; puis il est sacrifié par piqûre du bulbe.

A l'autopsie, on ne trouve aucune altération du tube digestif ni des autres organes ; le rein examiné microscopiquement ne présente aucune modification anatomique. Le foie examiné chimiquement renferme une notable quantité de strontium.

Si nous faisons les moyennes de la quantité des urines émises en 24 heures, de l'urée et de l'acide phosphorique éliminés par jour, nous trouvons pour la période d'observation :

    Quantité . . . . 1.285 cc.
    Urée. . . . . 12 gr. 17
    Acide phosphorique 0,442

Pendant la deuxième période :

    Quantité . . . . 1.443 cc.
    Urée. . . . . 9 gr. 65
    Acide phosphorique 0,286

Enfin, pour la troisième période :

    Quantité . . . . 1.900 cc.
    Urée. . . . . 11 gr. 41
    Acide phosphorique 0,309

Il ressort donc de cette expérience que l'azotate de strontium détermine une diurèse manifeste, que l'élimination de l'urée est variable et ne paraît pas être en rapport avec la quantité d'azotate absorbée ; enfin on note une diminution assez marquée de l'élimination de l'acide phosphorique.

Nous nous sommes demandé quelles étaient les causes de cette diurèse, et nous avons recherché si l'azotate de strontium ne déterminait point une augmentation de tension de la pression dans le système rénal ; l'expérience que nous avons déjà rapportée (exp. V) nous a montré que les changements de volume du rein concordaient simplement avec les variations cardiaques, lorsqu'on injectait de l'azotate de strontium dans la veine saphène d'un chien ; ce n'est donc pas par un excès de tension que cette diurèse paraît pouvoir être expliquée.

Des recherches complémentaires auront besoin d'être faites pour essayer d'éclaircir cette question, notamment au point de vue de l'action de la substance sur le liquide sanguin lui-même.

§ 4. — Après l'étude générale qui en a été faite précédemment et qui avait déjà été réalisée aussi complètement que possible par M. Laborde, nous ne croyons pas devoir revenir ici sur le *lactate* et le *tartrate* de strontiane ; pas plus que sur les sels insolubles, *phosphate* et *sulfate* : leur innocuité complète a été clairement déterminée, en même temps que leur influence favorable sur les phénomènes nutritifs en général, et en particulier sur les actes de la digestion gastro-intestinale et les fermentations : résultats expérimentaux dont nous allons également et bientôt trouver la confirmation au chapitre thérapeutique.

TROISIÈME PARTIE

Thérapeutique.

———

La première, mais très imparfaite, application à la thérapeutique des sels de strontium fut faite par Vulpian ; les résultats de cet essai se trouvent consignés dans la thèse d'Ismaïl Hassan (1885). Depuis lors les sels de strontium n'avaient pas été employés et ce n'est qu'après les premiers résultats physiologiques annoncés par M. Laborde que l'on songea, à son instigation, à utiliser ces sels dans les cas pathologiques.

Nous avons pu, pour notre part, étudier le lactate de strontium dans le service hospitalier de M. C. Paul, et prendre les observations qui ont déjà été présentées à la Société de thérapeutique par notre maître et qu'en raison de leur importance nous croyons devoir reproduire.

§ 1. LACTATE DE STRONTIUM.

Son indication et son emploi dans les maladies de la nutrition en général, et en particulier dans certaines albuminuries.

L'étude physiologique du lactate de strontium nous a montré ce sel comme ayant une action manifeste sur les phénomènes de nutrition, et, d'autre part, les premiers essais sur les chiens semblaient lui attribuer une propriété diurétique. C'est pourquoi M. C. Paul, se basant sur ces données et aussi sur le voisinage chimique de la strontiane et de la lithine, administra le lactate de strontiane à des malades présentant des formes diverses d'albuminurie.

A. Observations relatives a la néphrite parenchymateuse chronique.

Observation I.

*Néphrite parenchymateuse chronique, albuminurie intense.
Guérison par le lactate de strontium.*

Fénelon C..., âgé de 41 ans, garçon de bureau, entre le 25 mai 1891 à l'Hôpital de la Charité, salle Vulpian, lit n° 5, dans le service de M. C. Paul.

Cet homme, malade depuis plusieurs mois, est atteint de néphrite parenchymateuse ; il se présente à nous avec un visage pâle, les traits légèrement bouffis ; il a de l'oppression, respire difficilement, et à l'auscultation des poumons on constate des râles disséminés dans la poitrine. Rien au cœur. Il se plaint de maux de tête, d'inappétence, quelques vertiges et des éblouissements. Les membres inférieurs présentent un œdème manifeste ; les urines sont peu abondantes, un litre, mais contiennent 7 gr. 50 d'albumine.

On prescrit 30 centigrammes de poudre de digitale en macération. Ce traitement est continué pendant 4 jours, puis on suspend la digitale mais on continue la diète lactée. Pendant ces quatre premiers jours, les urines n'ont pas augmenté de quantité mais l'albumine est tombée de 7 gr. 50 à 3 gr. 50 par jour.

Le 4 juin, on commence l'administration du lactate de strontium à la dose de 10 grammes par jour. Pendant les trois premiers jours, l'urine augmente et arrive à près de 3 litres, mais l'albumine descend de 3 gr. 50 à 1 gr. 30 par jour, et deux jours plus tard elle était tombée à 20 centigrammes ; les jours suivants l'urine descendait et restait stationnaire à 2 litres 1/2 par jour, bien que la diète lactée eût été suspendue.

Le 12 juin, après huit jours de traitement au lactate de strontium, on supprime l'administration de ce médicament, le malade en a pris pendant 11 jours à 10 grammes par jour. Mais le lendemain de la suppression l'albumine remonte de 10 centigrammes à 1 gr. 20 et se maintient à ce taux.

Le 17 juin, on reprend l'usage du lactate de strontium, toujours à la dose de 10 grammes par jour, mais l'albumine met cinq jours pour tomber au taux de 30 centigrammes par jour. Le lactate de strontium est ainsi continué pendant 17 jours jusqu'au 4 juillet, les urines rendues en 24 heures atteignent 2 litres 1/2 et l'albumine qu'elles contiennent ne s'élève pas à 50 centigrammes par jour.

Après la suppression du lactate de strontium, l'albumine ne remonte plus et oscille entre 30 et 50 centigrammes par jour. Le malade se sentant bien demande sa sortie le 18 juillet.

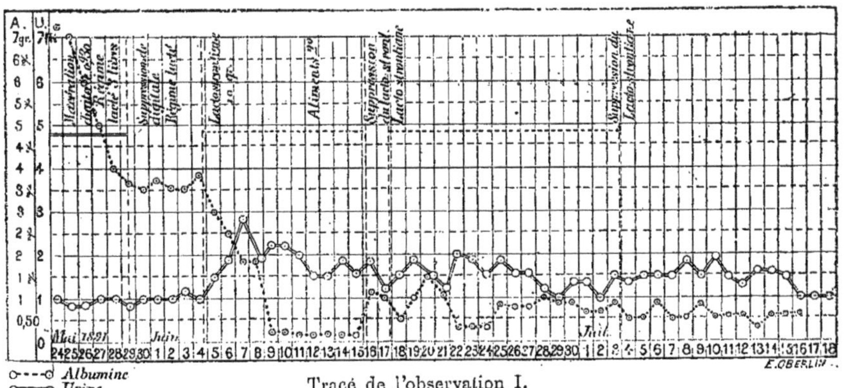

o---o *Albumine*
o===o *Urine*

Tracé de l'observation I.

5

Observation II.

*Néphrite parenchymateuse chronique, albuminurie amélio-
rée par le lactate de strontiane.*

Louis M..., 35 ans, garçon boucher, entre le 18 juillet 1891 à
l'hôpital de la Charité dans le service de M. O. Paul. Ce malade
est atteint d'une néphrite parenchymateuse et présente comme
signes de cette affection une anasarque généralisée avec œdème
des membres inférieurs, des bourses, du tronc et de la face ;
maux de tête, vertiges, éblouissements, crampes dans les
membres inférieurs. Ce malade émet un litre d'urine par jour
et l'examen clinique établit que ces urines renferment
8 grammes d'albumine et le microscope permet de reconnaître
des cylindres épithéliaux.

Sous l'influence de l'hospitalisation et de la diète lactée, l'albumine tombe à 2 grammes au bout de 2 jours. On commence
alors l'administration du lactate de strontiane à la dose de
10 grammes par jour pendant 5 jours ; l'albumine descend de
2 grammes à 1 gr. 50 par jour ; l'urine s'élève à 2 litres 1/2 mais
retombe bientôt à 1 litre 1/2.

Comme l'anasarque persistait encore, on prescrit alors la
macération de digitale à la dose de 30 centigrammes pendant
5 jours. La quantité d'urine s'élève (3 litres), tandis que l'albumine totale descend à 1 gramme. A ce moment, le malade se
plaignant de la diète lactée exclusive, on lui donne des aliments, aussitôt le taux de l'albumine s'élève à 7 grammes. Le
malade est alors remis au lait et au lactate de strontiane et l'on
constate bientôt la baisse de l'albumine qui tombe à 50 centigrammes par jour, puis à 30 et 10 centigrammes ; on peut
même, au bout d'un mois de ce traitement, donner des
aliments solides sans que le taux de l'albumine s'élève. Le
malade quitte l'hôpital, amélioré mais non guéri, le 22 septembre.

Ces deux observa-
tions, considérées au
point de vue de la mé-
dication suivie, mon-
trent que :

1° Le lactate de
strontium, à la dose
de 10 grammes par
jour, a été parfaite-
ment toléré ;

2° Sous l'influence
de ce médicament le
taux de l'albuminu-
rie s'est rapidement
abaissé, sans toute-
fois disparaître de
suite complètement ;

3° Le lactate de
strontium doit être
continué pendant as-
sez longtemps pour
agir efficacement sur
la baisse permanente
de l'albuminurie.

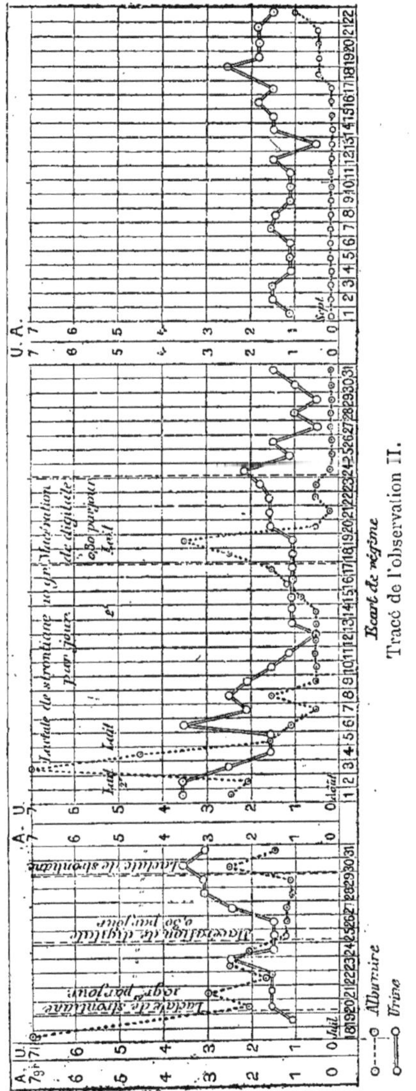

B. Observations relatives a la néphrite parenchymateuse a poussée aigue.

Observation III (C. Paul).

Néphrite parenchymateuse chez un jeune garçon de douze ans, scrofuleux; amélioration par le lactate de strontium.

Le jeune M.., âgé de 12 ans, est malade depuis près de trois ans. Il a été atteint tout à la fois d'adénite cervicale suppurée et de néphrite parenchymateuse fébrile. Depuis deux ans l'enfant est soumis à la diète lactée et prend comme médicament de l'iodure de fer. Au mois de mai 1891, il a été repris d'une poussée tout à fait aiguë; la fièvre montait le soir à 39°,6, 39°,8 et même 40 degrés. L'albumine atteignait 9 grammes par jour quand il a commencé le traitement par le lactate de strontium le 22 juin. Au bout de 3 semaines la maladie, qui avait pris meilleure allure dès les premiers jours, avait tout à fait changé. La fièvre était tombée et le thermomètre ne marquait plus que 37°,2, l'albumine était tombée à 2 gr. 50 et l'urine était montée à 2 litres; bientôt après l'albumine tombait à 0,50 centigr. et l'urine restait au-dessus de 2 litres.

Cependant, le 6 août, une rechute survient à l'occasion de l'ingestion d'aliments indigestes; elle dura 12 jours pendant lesquels la température monta à 38° et l'albumine s'éleva à 3 grammes. Mais après cette période, le traitement au lactate de strontium étant toujours continué, l'albumine tomba à 0,10 centigr. et, à partir du 10 septembre, elle disparaît presque complètement de l'urine.

Observation IV (C. Paul).

Albuminurie chez une femme enceinte, à la fin de la grossesse et pendant le mois qui suit l'accouchement. Traitement par le lactate de strontium. Guérison rapide.

Mme B..., âgée de 24 ans, est enceinte pour la troisième fois. A la fin de sa grossesse, survenue en pleine santé, elle fut prise d'œdème des jambes et d'albuminurie. L'accouchement se produisit cependant sans accidents, mais l'albuminurie persista et la malade se plaignait de maux de tête habituels, d'étouffements et présentait sans cesse de petites hémorrhagies. L'analyse des urines montra qu'elles contenaient 0,50 centigr. d'albumine par litre, environ 0,75 centigr. par jour.

Traitement par le lactate de strontium à la dose de 6 grammes par jour. Dès le lendemain, l'hémorrhagie s'arrêta et le surlendemain disparurent les maux de tête ainsi que les étouffements. Deux jours après, l'urine ne décelait plus que des traces d'albumine, et deux jours plus tard il n'y en avait plus du tout.

Dans le premier des deux cas qui précèdent, il s'est produit une amélioration très notable sans disparition complète de l'albumine; il est à remarquer que la diète lactée était appliquée à ce malade depuis trois ans, et qu'il était en même temps soumis à l'usage de l'iodure de fer. Notons enfin qu'il s'agit là d'un cas d'affection constitutionnelle ancienne.

Dans le fait suivant d'albuminurie liée à la grossesse et à la parturition, l'action du médicament paraît avoir été parfaitement efficace.

Le lactate de strontium a été également administré par M. Paul, dans son service hospitalier, dans diverses autres formes de mal de Bright, mais aucune amélioration n'a été constatée dans les *néphrites interstitielles*, ni dans les *néphrites tuberculeuses*.

M. Dujardin-Beaumetz a aussi employé, dans son service de l'hôpital Cochin, le lactate de strontium contre l'albuminurie de diverses provenances. Chez les cinq malades qui ont été soumis à ces essais, il a obtenu très régulièrement la réduction du taux de l'albuminurie à la moitié de son chiffre primitif, et cela au bout de un à quatre jours, selon les malades, mais sans pouvoir jamais le réduire à zéro (1).

En somme, on voit par cet exposé de faits cliniques que le lactate de strontium agit efficacement dans certaines formes d'albuminurie, telles que les néphrites parenchymateuses rhumatismales, goutteuses, scrofuleuses, et la néphrite des femmes en couches ; il abaisse fortement et rapidement le taux de l'albuminurie, mais sans arriver toutefois à la supprimer ; pour être efficace, l'administration de ce médicament doit être continué pendant un temps assez long.

Par quel mécanisme se produit cette diminution de l'albuminurie des urines ? Sans être en mesure de donner à ce sujet une démonstration positive, nous croyons être suffisamment autorisé à penser que l'action des sels de strontium s'exerce, en ce cas, d'une part sur les phénomènes de nutrition en général, ainsi que l'expérimentation nous l'a clairement démontré, d'autre part sur la pression intra-vasculaire, ainsi que cela ressort de nos expériences cardiographiques, et enfin comme corollaire surtout de cette dernière influence, sur les fonctions de sécrétion et d'excrétion urinaires. Quoi qu'il en soit du mécanisme et de l'explication, le fait en lui-même n'en est pas moins certain, et mérite toute l'attention des thérapeutes.

En outre de son application au traitement de la maladie de Bright, le lactate de strontium a donné de bons

(1) EGASSE. — *Bulletin général de thérapeutique*, novembre 1891.

résultats dans les affections gastriques à MM. Germain Sée et Dujardin-Beaumetz (1); c'est surtout dans les cas d'hyperpepsie que cet agent thérapeutique trouverait son emploi, ainsi d'ailleurs que le faisaient prévoir les recherches physiologiques, auxquelles nous nous sommes livrés.

§ 2. BROMURE DE STRONTIUM.

Succédané du bromure de potassium.

Nous avons vu dans notre étude physiologique, que le bromure de strontium agissait sur l'organisme comme le bromure de potassium, en supprimant les réflexes. Il était donc intéressant de rechercher si le bromure de strontium possédait les mêmes propriétés thérapeutiques que son congénère potassique, d'autant plus que celui-ci est souvent mal toléré par l'estomac. Les observations que M. Féré a recueillies dans son service d'épileptiques de l'hospice de Bicêtre, et qu'il a eu l'obligeance de nous communiquer, démontrent d'une manière irrécusable que le bromure de strontium agit sur l'épilepsie tout comme le bromure de potassium, et présente sur ce dernier médicament l'avantage d'être mieux toléré et de ne point déterminer aussi facilement des accidents de bromisme.

Voici d'ailleurs l'exposé des faits en question qui, comme on va le voir, ont été observés avec la scrupuleuse exactitude que M. le Dr Féré apporte habituellement dans ses recherches cliniques et dans tous ses travaux.

(1) Bulletin de l'Académie de médecine 1891.

Observation V.

B..., 31 ans, est entré à Bicêtre le 11 mai 1888, il avait alors en moyenne 5 accès par mois, rarement des vertiges. Il a été soumis à la bromuration progressive, avec le bromure de potassium, de la manière suivante :

25 *mai* 1888	4	grammes:
18 *août* —	5	—
4 *décembre* 1888	6	—
22 *juin* 1889	7	—
23 *août* —	8	—
7 *décembre* 1889	9	—

A partir de la fin de février 1890, il commence à avoir de l'acné qui ne cède pas aux soins hygiéniques.

20 *mai*. — Naphtol, 4 grammes, salicylate de bismuth, 2 grammes.

17 *juillet*. — L'acné a à peu près complètement disparu malgré la continuation du bromure.

6 *mars* 1891.— L'acné reparaît; naphtol, 6 grammes par jour.

25 *avril*. — L'acné persiste, 8 grammes de naphtol.

1ᵉʳ *mai*. — Même état, 10 grammes de naphtol.

1ᵉʳ *juillet*. — Même état, 12 grammes de naphtol.

8 *juillet*. — L'acné a à peu près disparu. On supprime le bromure de potassium toujours pris à la dose de 9 grammes et on le remplace par 14 grammes (1) de *bromure de strontium ;* on supprime l'antisepsie intestinale.

16 *juillet*. — Le malade se plaint de faiblesse des jambes, de douleurs de tête. Les traces d'acné disparaissent. *Bromure de strontium, 10 grammes.*

19 *juillet*.—Ni accès, ni vertige depuis le changement de médication, bromure de strontium, 9 grammes (dose égale à l'ancienne dose de bromure de potassium).

---

(1) Les expériences de M. Laborde semblaient indiquer une activité moins grande du bromure de strontium, et on cherchait avant tout à ne pas faire perdre au malade le bénéfice du traitement antérieur.

24 *juillet.* — L'acné reparaît avec troubles gastriques. Naphtol, 4 grammes.

11 *août.* — L'acné tend à s'effacer.

30 *septembre.* — Quelques rares boutons d'acné sur le visage.

Sorti le 3 *mars* 1892 après avoir passé 6 mois sans accès.

MOIS	1888		1889		1890		1891		1892	
	Accès	Vertiges	Accès	Vertiges	Accès	Vertiges	Accès	Vertiges	Accès	Vertiges
Janvier.	—	—	4	»	»	»	»	»	»	»
Février.	—	—	2	»	»	»	1	»	»	»
Mars	—	—	3	»	4	»	2	»		
Avril.	—	—	7	»	5	»	1	»		
Mai.	5	1	5	»	»	»	»	»		
Juin.	5	1	5	»	»	»	»	»		
Juillet.	3	»	1	3	3	»	2	»		
Août	6	»	7	1	3	»	1	»		
Septembre. . . .	7	»	4	»	6	»	»	»		
Octobre.	3	»	2	»	2	»	»	1		
Novembre. . . .	5	»	4	»	»	»	»	»		
Décembre.	5	»	»	»	1	»	»	»		
Totaux.	39	2	44	3	24	»	7	1	0	0
Moyennes mensuelles	4,8	0,25	3,6	0,25	2	0	0,58	0,08	0	0

OBSERVATION VI.

J..., 35 ans, entré le 25 février 1890, épileptique depuis l'enfance avec grandes attaques générales et vertiges, a été soumis à la bromuration progressive avec le bromure de potassium à partir du mois de mai.

22 *mai*	5	grammes.
12 *juin*	6	—
22 *juillet.*	7	—
11 *octobre*	8	—
5 *décembre*	9	—
23 *décembre*	10	—

A partir de cette dose, les accès sont devenus très rares, il n'en a eu que 2 en 1891, le dernier le 4 août. Le 20 août on a substitué aux 10 grammes de bromure de potassium, 10 *grammes de bromure de strontium*. Depuis lors, il ne s'est produit que 4 vertiges.

Mort de pneumonie le 6 février.

MOIS	1890		1891		1892	
	Accès	Vertiges	Accès	Vertiges	Accès	Vertiges
Janvier	—	—	»	»	»	1
Février	—	—	1	»		
Mars	11	5	»	»		
Avril	7	4	»	»		
Mai	6	7	»	»		
Juin	1	2	»	»		
Juillet	6	2	»	»		
Août	1	4	1	»		
Septembre	4	4	»	»		
Octobre	3	1	»	1		
Novembre	2	»	»	2		
Décembre	1	»	»	»		
Totaux	42	29	2	3	0	1
Moyennes mensuelles	4,2	2,9	0,16	0,25	0	1

OBSERVATION VII.

D...,34 ans, épileptique depuis l'enfance, grands accès et vertiges, bromuration progressive avec le bromure de potassium.

4 *février* 1888	5 grammes.	
10 *juillet*	6	—
21 *février* 1889	7	—
18 *mai*	8	—
14 *août*	9	—
3 *décembre* 1890	10	—
9 *février* 1891	11	—
12 *avril*	12	—
30 *mai*	13	—

Le *bromure de strontium* est substitué à la même dose au bromure de potassium le 12 novembre 1891. Mort de pneumonie le 8 février 1892.

MOIS	1887		1888		1889		1890		1891		1892	
	Accès	Vertiges	Accès	Vertiges	Accès	Vertiges	Accès	Vertiges	Accès	Vertiges	Accès	Vertiges
Janvier..........	»	»	6	»	6	1	»	»	1	»	1	1
Février..........	»	»	3	2	1	1	3	2	»	»		
Mars	»	»	1	1	2	»	5	1	1	»		
Avril	»	»	»	3	»	1	1	1	3	2		
Mai	13	»	1	1	1	1	»	»	2	»		
Juin...........	10	»	2	»	1	2	»	»	»	1		
Juillet..........	8	»	»	4	2	»	»	»	2	1		
Août	8	»	1	2	2	1	2	»	»	»		
Septembre........	13	»	3	1	3	1	2	»	2	2		
Octobre..........	10	»	1	»	1	1	»	»	1	2		
Novembre	8	»	3	»	4	2	2	2	1	»		
Décembre.........	8	»	1	1	4	6	1	1	3	2		
Totaux.......	78	0	22	15	27	17	16	7	16	10	1	1
Moyennes mensuelles.	6,5	0	1,83	1,25	2,25	1,41	1,33	0 58	1,33	0,83	1	1

OBSERVATION VIII.

D..., épileptique à grandes attaques générales et à vertiges, depuis l'enfance, a eu 39 accès et 20 vertiges en 1886. Il est soumis à la bromuration progressive depuis le mois de mars 1887, avec le bromure de potassium,

12 *mars* 1887	4	grammes.
6 *janvier* 1888	5	—
14 *août*	6	–
.8 *décembre*	7	—
2 *décembre* 1889	8	—
4 *février* 1890	9	—
15 *décembre*	10	—

Le 23 novembre 1891 le *bromure de strontium* est substitué à la même dose au bromure de potassium. La suspension des accès s'est maintenue.

MOIS	1887		1888		1889		1890		1891		1892	
	Accès	Vertiges	Accès	Vertiges	Accès	Vertiges	Accès	Vertiges	Accès	Vertiges	Accès	Vertiges
Janvier	2	1	1	»	3	1	6	»	»	1	»	»
Février	1	»	1	»	»	»	3	»	»	»	»	»
Mars	6	»	1	1	1	»	3	»	»	»	»	»
Avril	2	1	2	2	»	2	»	»	»	»	1	•
Mai	2	1	1	1	1	»	r	»	»	1		
Juin	3	»	3	2	»	»	1	1	»	2		
Juillet	3	1	2	2	»	»	»	1	»	▸		
Août	3	»	3	»	3	2	»	»	2	»		
Septembre	2	1	2	1	1	»	»	»	»	»		
Octobre	4	1	4	1	»	»	3	»	»	»		
Novembre	3	»	2	▸	»	»	2	»	»	»		
Décembre	1	1	4	»	6	1	»	»	»	»		
Totaux	32	7	26	10	15	6	18	2	2	4	1	0
Moyennes mensuelles	2,66	0,58	2,16	0,66	1,25	0,50	1,50	0,16	0,16	0 33	0,25	0

OBSERVATION IX.

L..., 56 ans, épileptique depuis l'âge de 13 ans, grandes attaques générales et vertiges. Entre le 6 août 1888, soumis à la bromuration progressive depuis le 17 août.

17 août 1888	4 grammes.	
20 décembre	5	—
15 avril 1889	6	—
9 août	7	—
1er novembre	8	—
9 décembre	9	—
8 mai 1890	10	—

Le 24 novembre 1891 le *bromure de strontium* est substitué au bromure de potassium à la même dose. Le bromure de potassium est repris le 2 février 1892.

MOIS	1888		1889		1890		1891		1892	
	Accès	Vertiges	Accès	Vertiges	Accès	Vertiges	Accès	Vertiges	Accès	Vertiges
Janvier	»	»	»	»	»	»	»	»	1	6
Février	»	»	3	1	»	»	»	»	»	»
Mars	»	»	4	»	»	2	»	»	»	»
Avril	»	»	6	»	»	»	»	»	»	»
Mai	»	»	12	»	»	»	»	»		
Juin	»	»	6	1	»	1	»	»		
Juillet	»	»	»	18	»	1	»	»		
Août	6	»	6	1	»	»	»	»		
Septembre	4	»	5	»	»	»	»	1		
Octobre	6	»	»	1	»	»	»	2		
Novembre	4	»	1	»	»	»	»	»		
Décembre	7	»	2	»	»	»	1	»		
Totaux	27	0	45	22	0	4	1	3	1	6
Moyennes mensuelles	2,25	0	3,75	1,83	0	0,35	0,08	0,25	0,25	1,50

OBSERVATION X.

J..., 28 ans. Epilepsie datant de l'âge de 6 ans. Accès et vertiges. A eu 300 accès et 46 vertiges en 1886. Bromuration progressive avec le bromure de potassium.

15 *février* 1887	4 grammes.
27 *septembre*	5 —
22 *janvier* 1888	6 —
19 *décembre*	7 —
19 *avril* 1889	8 —
20 *juin*	9 —
8 *août*	10 —
31 *octobre*	11 —
3 *décembre*	12 —
22 *octobre* 1890	13 —
20 *novembre*	14 —
16 *décembre*	15 —

— 78 —

Le *bromure de strontium* a été substitué au bromure de
potassium le 24 novembre 1891. Les accès qui s'étaient repro-
duits dans les trois derniers mois de l'administration du bromure de potassium n'ont plus reparu.

MOIS	1887		1888		1889		1890		1891		1892	
	Accès	Vertiges	Accès	Vertiges	Accès	Vertiges	Accès	Vertiges	Accès	Vertiges	Accès	Vertiges
Janvier	7	5	8	6	7	5	1	2	2	4	»	»
Février	3	3	4	5	10	1	1	»	»	4	»	»
Mars	13	3	3	3	4	1	»	»	»	1	1	.»
Avril	9	1	4	8	7	1	»	»	»	»	»	»
Mai	6	7	9	7	3	5	»	»	»	»		
Juin	5	3	9	9	3	5	»	2	»	»		
Juillet	4	4	10	3	6	1	»	1	»	3		
Août	7	3	12	5	1	1	1	1	»	1		
Septembre	16	2	6	5	4	1	5	1	1	4		
Octobre	7	6	7	2	1	»	8	5	1	2		
Novembre	6	4	6	4	4	3	5	5	1	1		
Décembre	8	6	10	2	2	2	4	5	»	»		
Totaux	91	47	88	59	52	26	25	22	5	20	1	0
Moyennes mensuelles	7,58	3,91	7,33	4,91	4,35	2,16	2,08	1,83	0,41	1,66	0,25	0

OBSERVATION XI.

K..., 49 ans, épileptique depuis l'âge de 20 ans. A eu 73 accès et 16 vertiges en 1886. Bromuration progressive avec le
bromure de potassium.

22 *avril* 1887 . . , ...	4 grammes.	
23 *janvier* 1888	5	—
16 *août*	6	—
19 *décembre*	7	—
10 *mai* 1889	8	—
8 *août*	9	—
3 *décembre*	10	—
1 *septembre* 1890	11	—

Le 24 novembre 1891 le *bromure de strontium* est substitué
à la même dose au bromure de potassium.

MOIS	1887		1888		1889		1890		1891		1892	
	Accès	Vertiges	Accès	Vertiges	Accès	Vertiges	Accès	Vertiges	Accès	Vertiges	Accès	Vertiges
Janvier	1	1	1	3	4	2	»	1	»	»	»	»
Février	12	1	3	3	»	1	»	»	4	»	1	»
Mars	3	2	»	»	5	2	1	»	»	»	1	»
Avril	6	1	1	2	3	1	2	»	»	»	3	2
Mai	4	2	3	3	3	3	»	1	»	»		
Juin	6	»	6	2	2	1	1	»	»	1		
Juillet	»	»	4	1	4	1	2	2	»	»		
Août	6	1	4	1	4	»	2	1	2	»		
Septembre	2	1	4	2	4	1	1	1	»	»		
Octobre	6	4	6	»	1	3	3	2	»	»		
Novembre	4	1	3	4	4	2	»	1	»	»		
Décembre	3	1	5	2	1	»	1	»	1	»		
Totaux	53	15	40	28	35	17	13	9	7	1	5	2
Moyennes mensuelles	4,41	1,25	3,5	1,91	2,91	1,41	1,08	0,75	0,58	0,08	1	0,50

OBSERVATION XII.

A..., 26 ans. Hémiplégie gauche avec athétose. A de grandes
attaques généralisées et des vertiges. Il a eu, en 1886, 363 accès
et 65 vertiges. En 1887, 1888, 1889 il a été soumis alternative-
ment à des doses faibles de bromure de potassium (4 grammes)
et à des doses fortes intermittentes (10 à 12 grammes donnés
tous les deux ou trois jours), avec une notable amélioration ;
mais c'est surtout depuis que (11 février 1890) il est maintenu
à la dose constante de 7 grammes par jour que le bénéfice s'est
montré d'une manière bien nette. En 1891 il n'a eu que 3 accès
qui se sont produits dans les mois de juillet et d'août.

Le 26 novembre 1891, le *bromure de strontium* a été substitué au bromure de potassium. Depuis cettte époque aucun
accès ni aucun vertige ne s'est reproduit.

MOIS	1887		1888		1889		1890		1891		1892	
	Accès	Vertiges	Accès	Vertiges	Accès	Vertiges	Accès	Vertiges	Accès	Vertiges	Accès	Vertiges
Janvier	9	9	8	10	24	1	11	1	»	»	»	»
Février	4	»	17	12	15	3	1	4	»	»	»	»
Mars.	19	5	5	9	21	7	»	3	»	»	»	»
Avril.	20	5	7	12	18	2	»	1	»	»	»	»
Mai	22	6	7	9	22	9	1	»	»	»		
Juin.	19	11	7	10	13	15	»	»	»	»		
Juillet.	11	9	9	11	11	9	»	»	1	»		
Août.	9	11	8	11	17	13	»	»	2	»		
Septembre	12	12	11	7	16	11	»	»	»	»		
Octobre.	16	7	5	5	13	9	»	»	»	»		
Novembre.	17	4	14	6	11	10	»	»	»	»		
Décembre.	14	7	18	7	11	1	»	»	»	»		
Totaux	172	86	116	109	192	90	13	9	3	0	0	0
Moyennes mensuelles.	14,16	7,16	9,66	9,08	16	7,5	1,08	0,75	0,25	0	0	0

Observation XIII.

J..., 43 ans, épilepsie de l'enfance, imbécillité, grands accès généraux et vertiges. Bromuration progressive au bromure de potassium depuis le 30 avril 1887.

30 *avril* 1887	4	grammes.
30 *janvier* 1888	5	—
10 *décembre*	6	—
20 *mars* 1889	7	—
24 *juin*	8	—
9 *décembre*	9	—
14 *février* 1890	10	—
12 *mai*	11	—
4 *juin* 1891	12	—

Le *bromure de strontium* a été substitué au bromure de potassium le 28 novembre 1890. Il y avait plus de 5 mois que le malade n'avait plus d'accès ni vertiges; il avait eu 50 accès et 112 vertiges en 1886.

MOIS	1887		1888		1889		1890		1891		1892	
	Accès	Vertiges	Accès	Vertiges	Accès	Vertiges	Accès	Vertiges	Accès	Vertiges	Accès	Vertiges
Janvier	5	»	2	»	10	»	4	»	»	»	»	»
Février	1	»	4	»	4	»	5	»	»	»	»	»
Mars	5	»	2	»	3	»	3	»	»	»	»	»
Avril	1	55	4	»	6	»	2	»	»	»	»	»
Mai	»	»	2	»	2	»	»	»	1	»		
Juin	4	»	1	1	1	»	»	»	»	»		
Juillet	1	»	5	»	2	»	»	»	»	»		
Août	4	»	2	»	»	»	»	»	»	»		
Septembre	1	»	2	»	4	»	»	»	»	»		
Octobre	3	»	3	»	»	»	»	»	»	»		
Novembre	2	»	3	»	»	»	»	»	»	»		
Décembre	2	»	6	1	4	»	»	»	»	»		
Totaux	29	55	36	2	36	0	14	0	1	0	0	0
Moyennes mensuelles	2,41	4,58	3	0,16	3	0	1,16	0	0,08	0	0	0

OBSERVATION XIV.

L..., 28 ans, épilepsie de l'enfance, grands accès généraux et vertiges, a eu 238 accès et 39 vertiges en 1886. Bromuration progressive avec le bromure de potassium depuis le 16 février 1887.

16 *février* 1887	4 grammes.	
19 *septembre*	5	—
11 *décembre* 1888	6	—
17 *août* 1889	7	—
10 *décembre*	8	—
3 *avril* 1890	9	—
23 *mai*	10	—
16 *novembre* 1891	9	—

Dix-neuf mois s'étant écoulés sans aucun paroxysme, on avait diminué le bromure de potassium qui fut remplace (à la dose de 9 grammes) par du *bromure de strontium* le 30 novembre. On ne peut pas dire si c'est à la diminution ou au changement de bromure qu'est dû le retour des vertiges et des accès. Le malade a été transféré à Châlons, le 12 janvier 1892.

MOIS	1887		1888		1889		1890		1891		1892	
	Accès	Vertiges	Accès	Vertiges	Accès	Vertiges	Accès	Vertiges	Accès	Vertiges	Accès	Vertiges
Janvier	8	4	13	2	11	»	»	»	»	»	1	»
Février	8	»	6	2	4	2	»	»	»	»		
Mars	11	»	7	3	2	1	4	»	»	»		
Avril	6	1	1	4	1	»	1	»	»	»		
Mai	4	1	2	2	1	»	»	»	»	»		
Juin	5	»	3	1	1	»	»	»	»	»		
Juillet	1	5	6		3	»	»	»	»	»		
Août	3	1	6	2	»	»	»	»	»	»		
Septembre	5	1	5	2	4	»	»	»	»	»		
Octobre	6	3	5	2	»	»	»	»	»	»		
Novembre	4	1	4	2	1	»	»	»	»	»		
Décembre	5	3	8	1	1	»	»	»	»	2		
Totaux	56	20	66	23	29	3	5	0	0	2	1	0
Moyennes mensuelles	5,5	1,66	5,5	1,91	2,41	0,25	0,41	0	0	0,16	1	0

Tous ces faits concourent à démontrer, d'une façon générale, que le bromure de strontium maintient constamment les effets déjà obtenus avec le bromure de potassium chez des épileptiques avérés; mais ils montrent de plus que dans certains cas, alors que le bromure de potassium, même à dose massive, n'était plus capable d'enrayer les accès, le bromure de strontium qui lui était substitué amenait rapidement ce résultat (obs. XII). Il importe d'ajouter, en outre, que la tolérance du bromure de strontium est toujours parfaite sans aucun accident intercurrent de bromisme proprement dit, notamment sans éruptions cutanées. Nous rappellerons à ce sujet que M. Féré est arrivé à prévenir ou à faire cesser les accidents cutanés provoqués par le bromure de potassium au moyen de l'antisepsie intestinale basée sur l'administration du naphtol; tandis que cette intervention, soit préventive, soit curative, n'a jamais été nécessaire dans le cours de l'administration du bromure de strontium : à part le fait relatif à la tolérance de ce dernier, il semble résulter de là que les propriétés antiseptiques des sels de strontiane, déjà démontrées par nos expériences, se trouveraient de nouveau confirmées par ces résultats cliniques.

Enfin, il n'est pas indifférent de remarquer que ni le bromure de sodium, ni le bromure de camphre ne parviennent dans leur substitution au bromure de potassium à maintenir, et encore moins, à réaliser les effets suspensifs sur les accès épiloptiques; ce qui corrobore les avantages du bromure de strontium dans cette circonstance.

Nous rappellerons que le bromure de strontium a été également appliqué, avec des avantages et un succès remarquables, dans les affections gastriques, surtout dans celles qui sont caractérisées par l'hyperpepsie et la douleur.

Le professeur Germain Sée (1) ne cite pas moins de 36 cas dans lesquels les résultats ont été des plus satisfaisants, et l'honorable professeur n'hésite pas, à cet égard, à donner au bromure de strontium la préférence sur les bicarbonates alcalins (2).

(1) Bulletin de l'Académie de médecine. Séance du 27 octobre 1891.
(2) Au moment de mettre sous presse, nous recevons de M. le Dr Giusto CORONEDI, adjoint du professeur G. BUFALINI, directeur du

§ 3. Iodure de Strontium.

L'iodure de strontium n'avait pu jusqu'à ce jour entrer dans le domaine de la thérapeutique à cause de sa grande instabilité ; il était à peu près impossible de le conserver ; à l'exposition de l'air et de la lumière ce sel se décomposait et les impuretés qu'il contenait lui donnaient les couleurs les plus variées. Mais l'on est parvenu (1) aujourd'hui, par certains artifices de préparation, à fabriquer un iodure de strontium qui ne s'altère point, et la thérapeutique peut profiter des avantages que la physiolologie nous a indiqués être le propre de ce composé.

Comme l'iodure de potassium, l'iodure de strontium

laboratoire de matières médicales à l'institut supérieur de Florence, un très intéressant mémoire (extrait du *spirimentale*), intitulé « du bromure de strontium dans le traitement du vomissement. » Il résulte des observations, déjà nombreuses de l'auteur, que le bromure de strontium serait très efficace, non seulement dans le vomissement d'origine nerveuse, mais encore dans le vomissement symptomatique des affections vraies et propres de l'estomac : d'autres observateurs cités par M. G. Coronedi, notamment M. le Dr Paolo Bacialli (de Bologne), a obtenu des résultats concordants, lesquels sont en formelle contradiction avec celui que le professeur G. Sée signalait dans une de ses communications à l'Académie : « Un cas de vomissements nerveux, échec du bromure de strontium, succès de l'extrait du cannabis. »

Nous sommes convaincu que les futurs essais du bromure de strontium, dans les mêmes conditions pathologiques, viendront confirmer les faits du Dr G. Coronedi ; car ils rentrent bien dans les cas justiciables de son action sédative et antiréflexe.

(1) Nous possédons un échantillon d'iodure de strontium préparé par M. Paraf-Javal, qui a bien voulu nous le remettre pour nos expériences, qui s'est conservé absolument intact depuis plus de deux mois, et dont les solutions n'ont éprouvé aucune modification appréciable.

élève la pression artérielle et agit efficacement sur le
rythme cardiaque ; on peut donc, croyons-nous, utiliser
ce sel dans les affections du cœur qui relevaient jusqu'à
présent du traitement par l'iodure de potassium, telles
que les affections du myocarde, les altérations de l'ori-
fice aortique et des artères. Au point de vue de la médication cardiaque l'iodure de strontium est un succédané de l'iodure de potassium ; nous ne prétendons
certes point qu'il doive toujours lui être préféré, mais
le strontium longtemps prolongé ne détermine point
d'intolérance ainsi que le fait trop souvent le potassium ;
d'autre part, les praticiens savent combien il est difficile parfois de faire accepter par un malade *cardiaque*
l'iodure de potassium, trop connu comme *spécifique* do
la syphilis.

Nous ne possédons malheureusement pas d'observations cliniques relatives à l'emploi thérapeutique de
l'iodure de strontium, que nous n'avons pas eu encore
le temps d'essayer à ce point de vue, depuis nos expériences ; mais un cas observé par M. Laborde dans les
circonstances suivantes, que nous ne faisons que résumer brièvement, permet de faire pressentir que les
indications suggérées par l'étude physiologique, se réa-
iseront dans la pratique avec tous les avantages qui
semblent s'attacher à ce nouveau médicament.

Le cas en question est relatif à une dame d'une cin-
quantaine d'années affectée d'endocardite chronique
avec insuffisance auriculo-ventriculaire gauche, et présentant des phénomènes dyspnéiques considérables et

des accidents d'angine de poitrine. La malade, qui était soumise depuis longtemps au régime de l'iodure de potassium et qui en avait éprouvé, à plusieurs reprises, certains avantages, en était arrivée à ne plus pouvoir tolérer ce médicament, lorsque, sur les conseils de M. Laborde, on lui substitua l'iodure de strontium à la dose d'abord de 1 gramme par jour, laquelle fut portée successivement à 2 grammes (en solution titrée). La tolérance fut parfaite, et après les premières vingt-quatre heures, une détente marquée dans les symptômes fonctionnels de l'affection cardiaque se produisit et se maintint consécutivement, grâce à l'administration continuée du sel de strontium.

Ce fait, quoique unique pour nous (car nous savons que d'autres ont déjà fait usage avec succès, dans les mêmes conditions, de l'iodure de strontium), est de nature à encourager les essais thérapeutiques dans ce sens.

§ 4. AZOTATE DE STRONTIUM.

Indication basée sur son action diurétique.

Vulpian administra empiriquement l'azotate de strontium à deux malades de son service atteints de rhumatisme chronique, chez lesquels l'iodure de potassium ne produisait aucun résultat et qui ne pouvaient supporter le salicylate de soude. Si nous nous en rapportons aux faits consignés dans la thèse d'Ismaïl Hassan, sous l'influence de l'azotate de strontium ad-

ministré à la dose de 6 à 14 grammes par jour, le gon-
flement articulaire disparut rapidement en même temps
que l'on constatait une augmentation considérable de
l'urée dans les urines, et, ce qui semblait bien prouver
l'efficacité de la médication employée, les accidents
reparaissaient dès que l'on cessait l'usage du nitrate
de strontium.

Nous ne voudrions certainement pas mettre en doute
les beaux résultats obtenus par Vulpian ou tout au
moins signalés par son élève ; cependant, d'après nos recherches physiologiques, il n'y aurait sous l'influence
du nitrate de strontium aucune modification du côté de
l'urée, mais le fait qui paraît bien constant c'est l'action *diurétique* de ce sel. Certes, cette diurèse n'est pas
aussi considérable que celle que l'on obtient avec la
macération de feuilles de digitale, mais ce dernier médicament est trop actif pour être toujours employé, et
les diurétiques sont en trop petit nombre pour que
l'azotate de strontium ne puisse rendre des services
dans certains cas, surtout étant donné l'innocuité de
son action et la possibilité de l'employer à hautes doses.

§ 5. Phosphate et Sulfate de Strontium.

Nous nous contenterons de rappeler ici les applications de ces sels insolubles indiqués par l'étude physiologique dans les cas de parasites intestinaux, de recherches de l'action antiseptique gastro-intestinale, et
d'applications à certaines maladies de nutrition, dans

lesquelles le phosphate surtout paraît apte à jouer le rôle de reconstituant.

Le sulfate peut être particulièrement utilisé dans les affections parasitaires des animaux. Quant au phosphate, il peut fort bien être adapté à la thérapeutique infantile, en l'incorporant, comme a eu l'idée de le faire M. Laborde, à des biscuits appropriés et exactement dosés au point de vue du principe actif.

D'ailleurs, comme conclusion générale de la partie thérapeutique, nous renvoyons à notre chapitre « Pharmacologie » pour le mode et la forme des préparations qui nous semblent être les mieux appropriées aux prescriptions des sels de strontium.

QUATRIÈME PARTIE

Applications industrielles.

L'étude physiologique des sels de strontium nous a
conduit à leur application thérapeutique, mais leur in·
troduction en matière médicale est de date récente et
ces composés appelés à rendre de grands services au
médecin avaient trouvé cependant leur emploi dans
l'industrie, grâce à leurs propriétés chimiques.

L'*azotate de strontium* a été longtemps le seul sel de
strontium employé, et la pyrotechnie use journellement
de la propriété de ce composé de colorer les flammes
en rouge. C'est en effet en mélangeant l'azotate de
strontium à des corps combustibles tels que le soufre
et le charbon, que l'on fabrique les *feux de bengale*
brûlant avec une belle flamme rouge.

L'*hydrate de strontiane* a trouvé également son emploi dans l'*industrie sucrière*, où il sert à extraire le
sucre des mélasses, d'après les principes découverts en
1849 par Dubrunfaut et Leplay. Le procédé est basé
d'une part sur l'insolubilité presque complète, à l'ébullition, d'une combinaison d'une molécule de sucre avec
deux molécules de strontiane, et, d'autre part, sur le

dédoublement complet en sucre et hydrate de strontiane, de cette combinaison soumise à l'action de
l'eau froide. Des millions de kilogrammes de strontiane sont consacrés à cette industrie qui tend cependant à disparaître en France, depuis les dernières
lois fiscales sur le sucre, et dont l'importance augmente au contraire chaque jour en Angleterre, en
Belgique, en Allemagne et aux États-Unis.

Enfin les sels de strontium avaient trouvé une application industrielle nouvelle que les hygiénistes vien-
nent de condamner ; c'est leur intervention dans le *déplâtrage des vins*. Cette question est trop à l'ordre du
jour pour que nous n'essayions point de la présenter
aussi brièvement que possible.

Il est d'usage, dans certaines parties de la France,
d'ajouter aux vins en cuvée du plâtre ou sulfate de
chaux afin de leur donner une couleur plus vive et
leur permettre de mieux se conserver. Le plâtre se
trouve ainsi en contact avec le tartrate de potasse que
contient normalement le vin ; il se forme alors par une
double décomposition du sulfate de potasse, sel soluble
et qui par suite reste dans la liqueur, et du tartrate de
chaux qui se précipite. Plus la quantité de plâtre
ajoutée est considérable, plus il se forme de sulfate de
potasse ; or ce sel possède des propriétés laxatives, il
agit également sur le système rénal et son usage
prolongé peut déterminer des troubles plus ou moins
graves. Aussi les pouvoirs publics se sont émus de ces
falsifications des vins et sur le rapport des hygiénistes

les règlements ont exigé que le vin livré à la consommation ne renferme pas plus de deux grammes de sulfate de potasse par litre.

Les industriels ont alors cherché à *déplâtrer* les vins, c'est-à-dire à faire disparaitre des vins plâtrés l'excès de sulfate de potasse ; pour arriver à ce but ils se sont servis de composés chimiques pouvant former avec ce sel des composés insolubles et dont on pouvait par suite facilement se débarrasser par la décantation. Or les seuls sulfates insolubles que nous connaissions, sont les sulfates de baryte, de strontiane et de plomb, et encore cette insolubilité n'est pas absolue, et des traces de baryte, de strontiane et de plomb se retrouvent toujours dans les liquides dans lesquels ces sels ont séjourné. La toxicité de la baryte et du plomb est trop connue pour que l'emploi de leurs sulfates soit entré dans le domaine de l'industrie sans soulever de vives protestations ; l'innocuité des sels de strontium étant clairement démontrée, l'industrie vinicole s'empara immédiatement d'un moyen qui lui était offert de rendre marchands des vins surchargés de sulfate de potasse ; le *tartrate de strontiane* fut alors essayé pour le déplâtrage des vins.

En présence du tartrate de strontiane, la plus grande partie du sulfate de potasse se dédouble et se combine avec le tartrate de strontiane décomposé pour donner de la crème de tartre ou bitartrate de potasse qui se précipite, et du sulfate de strontiane, qui est à peu près insoluble et qui précipite également ; de sorte que les vins ainsi traités ne renferment plus ni sulfate acide de potasse, ni tartrate de strontiane, ils se trouvent exactement ramenés à ce qu'ils étaient avant le plâtrage tout en conservant les qualités que cette opération leur avait données.

Cette pratique du déplâtrage des vins par les composés du strontium a attiré l'attention des hygiénistes qui l'ont tout d'abord condamnée en s'appuyant sur la toxicité des sels employés et qui se retrouvent encore, d'après les recherches de M. le professeur A. Gautier, à raison de 0,12 à 0,20 centigrammes par litre de vin déplâtré par le tartrate de strontiane. Mais depuis que les premières recherches de M. Laborde ont montré l'innocuité des sels de strontium, on ne pouvait se fonder sur les mêmes arguments pour interdire le déplâtrage des vins par les sels de strontium. Cependant les hygiénistes les plus autorisés (Duclaux, A. Gautier, Riche, Pouchet) ont montré tout d'abord qu'il était presque impossible d'obtenir commercialement des sels de strontium exempts de baryte et ont, d'autre part, blâmé cette pratique au même titre que le plâtrage lui-même car, « le vin étant un produit naturel, toute addition au vin d'une substance chimique doit être envisagée comme une falsification (1). »

Certes, nous souhaitons que toute pratique tendant à modifier la composition des vins soit interdite, mais en présence d'une falsification légale nous estimons que les vins « strontianisés » seraient encore moins nuisibles que les vins plâtrés.

(1) Comptes-rendus de l'Académie des sciences, 25 janvier 1892.

CONCLUSIONS

I. *Chimiques.* — Ce qu'il importe de rappeler surtout au point de vue chimique, c'est que les sels de
strontium se trouvent à l'état naturel sous forme de
carbonate et de sulfate le plus souvent unis à la baryte ;
il est nécessaire avant tout de les débarrasser soigneusement et aussi complètement que possible de cette
dernière qui, elle, est éminemment toxique et peut
apporter à la strontiane une nocivité qu'elle n'a pas
par elle-même. L'on ne saurait donc jamais trop s'assurer de la pureté chimique des composés de strontium
appliqués à la thérapeutique.

II. *Physiologiques.* — Il résulte de l'étude expérimentale confirmée dans ses résultats par l'observation
clinique :

1° Que les sels de strontium ne sont nullement
toxiques ;

2° Qu'ils paraissent agir sur l'organisme de façon à
faciliter les actes nutritifs en général (lactate) ;

3° Que leur action élective paraît s'exercer d'une
part sur la fonction de circulation du sang en augmentant sensiblement la pression intra-vasculaire; d'autre
part en exerçant sur les phénomènes digestifs un retard

dans la peptonisation des albuminoïdes, retard qui peut être favorable dans certains cas pathologiques, et en diminuant l'action des ferments figurés.

Le mécanisme physiologique de l'action du *bromure de strontium* porte essentiellement, de même que celui de l'action du bromure de potassium, sur les actes réflexes et leurs éléments organiques, en les atténuant ou les abolissant momentanément.

L'*iodure de strontium* possède une action cardiaque des plus manifestes, presque à l'égal de l'iodure de potassium.

Les résultats expérimentaux semblent démontrer pour l'*azotate de strontium* des propriétés diurétiques qui justifient des essais thérapeutiques dans ce sens.

III. *Thérapeutiques.* — Des données physiologiques qui précèdent découlent les indications d'applications immédiates à la thérapeutique, dans le domaine de laquelle les sels de strontium sont destinés à entrer définitivement.

Le *lactate de strontium* est indiqué et trouve son application dans certaines formes d'albuminurie, et aussi dans les affections gastriques, surtout celles qui sont caractérisées par l'hyperpepsie avec la douleur qui l'accompagne. Il peut à ce titre remplacer avantageusement les bicarbonates alcalins.

Le *bromure de strontium* comporte toutes les indications du bromure de potassium ; il peut conséquemment être considéré comme son succédané, mais avec cet avantage, qui lui est propre, d'être mieux toléré

par l'estomac, et de ne point provoquer des accidents
de stupeur et de bromisme qui appartiennent à son congénère.

L'*iodure* de strontium constitue, d'après les indications physiologiques, un médicament cardiaque et circulatoire au même titre que l'iodure de potassium,
auquel il doit être préféré toutes les fois que celui-ci est
mal toléré, et même sans attendre cette intolérance
lorsqu'elle peut être pressentie chez certains malades
prédisposés.

L'essai thérapeutique de l'*azotate* de strontium
comme diurétique se déduit des indications physiologiques.

Enfin le phosphate et le sulfate, surtout le phosphate,
peuvent être utilisés comme antiseptiques, antiparasi-
taires, et reconstituants nutritifs.

IV. *Applications industrielles.* — Les propriétés chimiques des sels de strontium ont provoqué et permis
leur application dans deux industries : l'industrie sucrière et le déplâtrage des vins; cette application se
trouve parfaitement justifiée, en dehors de toute autre
considération, par l'innocuité absolue de ces composés.

TABLE DES MATIÈRES

TROISIÈME PARTIE

THÉRAPEUTIQUE.

QUATRIÈME PARTIE

PARIS. — IMP. V. GOUPY ET JOURDAN, RUE DE RENNES, 71